Jörg Utschakowski

Mit Peers arbeiten

Leitfaden für die Beschäftigung von Experten aus Erfahrung

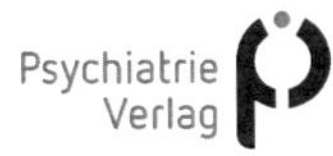

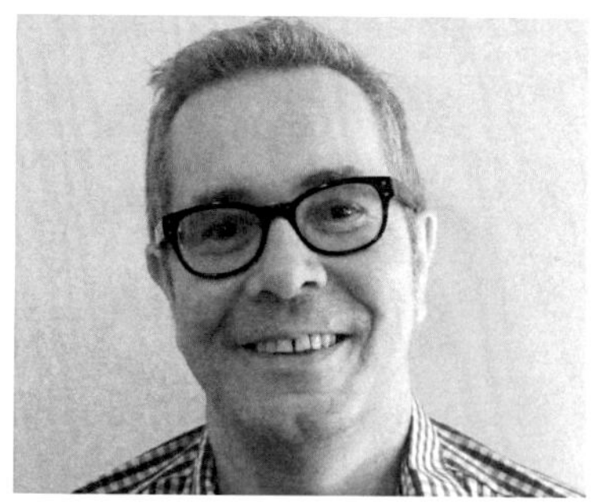

Jörg Utschakowski ist Diplom-Sozialarbeiter und Psychiatriereferent des Landes Bremen. Er initiierte und koordinierte das EU-Projekt EX-IN und ist im Bundesvorstand des Vereins EX-IN Deutschland.

Jörg Utschakowski

Mit Peers arbeiten

Leitfaden für die Beschäftigung von Experten aus Erfahrung

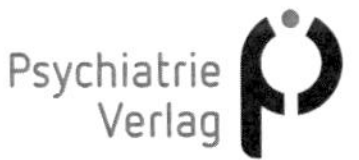

Jörg Utschakowski
Mit Peers arbeiten
Leitfaden für die Beschäftigung von Experten aus Erfahrung
Psychosoziale Arbeitshilfen 32

1. Auflage 2015, Reprint 2019
ISBN Print 978-3-88414-625-5
ISBN PDF 978-3-88414-870-9

Bibliografische Information der Deutschen Nationalbibliothek
Die Deutsche Nationalbibliothek verzeichnet diese Publikation
in der Deutschen Nationalbibliografie;
detaillierte bibliografische Daten sind im Internet über
http://dnb.ddb.de abrufbar.

Die Downloadmaterialien zu diesem Buch finden Sie unter www.psychiatrie-verlag.de/buecher/detail/book-detail/mit-peers-arbeiten.html.
Weitere Arbeitshilfen unter www.psychiatrie-verlag.de

Lektorat: Katrin Klünter, Köln
Umschlagkonzeption: GRAFIKSCHMITZ, Köln
Umschlaglayout: Iga Bielejec, Nierstein, unter Verwendung
einer Grafik von Jutta Jentges, Erlangen
Typografiekonzeption und Satz: Iga Bielejec, Nierstein
Druck und Bindung: KN Digital Printforce, Erfurt

Downloadmaterialien 7

Vorwort 8

Vielfalt von Peerarbeit 11

Vorbereitung der Organisation, des Teams und der Mitarbeitenden 14

Einstellung von Genesungsbegleitern: Eine Unternehmensentscheidung 17

Einen klaren Rahmen bieten 20

Herausforderung: Kooperation von Genesungsbegleitern und anderen Fachkräften 22

Kulturbildende Maßnahmen 28

Entwicklung einer Vision: Auf Recovery und Empowerment ausgerichtete Arbeit 30

Fortbildungen 30

Psychiatrieerfahrene Menschen in die Gremienarbeit einbeziehen 34

EX-IN-Praktika 34

Die Rolle der Genesungsbegleiter 37

Die EX-IN-Ausbildung 37

Die Funktion von ausgebildeten Genesungsbegleitern 46

Die Aufgaben von Genesungsbegleitern 50

Die Position von Genesungsbegleitern innerhalb der Organisation 52

Personalauswahl und Einstellung 54

Gehalt 54

Personalbedarf 55

Optionen für Auswahlkriterien 57

Integrationsplan 59

Einführung von Genesungsbegleitern als Angestellte 60

Förderung der Dialogkultur 65

Arbeit im Tandem 69

Ernennung eines Mentors 70

Peersupervision 71

Ausblick 73

Literatur 74

Nützliche Links 76

Anhang 77

Beispiele für Arbeitsplatzbeschreibungen 77

Beispiel Einarbeitungsleitfaden 86

Downloadmaterialien

Ausbildungsplan

Auswahlkriterien

Beispiel Arbeitsplatzbeschreibungen

Beispiel Einarbeitungsleitfaden

Beispiel Stellenausschreibung

Infoblatt Evaluationsgespräche

Infoblatt EX-IN-Philosophie

Infoblatt EX-IN-Praktika

Infoblatt »Spielregeln« in Fortbildungen

Die Downloadmaterialien zu diesem Buch finden Sie unter www.psychiatrie-verlag.de/buecher/detail/book-detail/mit-peers-arbeiten.html.

Vorwort

Dieses Handbuch wendet sich an psychiatrische Organisationen, die im Bereich der seelischen Gesundheit und sozialen Inklusion tätig sind. Es unterstützt Leitungskräfte bei der Einstellung und Einarbeitung von ausgebildeten Genesungsbegleitern und stellt wichtige Themen dar, die vor und während der Beschäftigung von Peers zu bedenken sind. Anregungen zur Reflexion, Beispiele und nützliche Links machen das Buch zu einem praktischen Arbeitswerkzeug und tragen zu einer besseren Bedarfs- und Nutzungsorientierung im psychiatrischen Dienstleistungssystem bei.

Die Grundlagen des Handbuchs wurden in Zusammenarbeit mit der belgischen Organisation De Link in Brüssel, der niederländischen Fontys Hochschule für Sozialwissenschaften in Eindhoven und der Initiative zur sozialen Rehabilitation e. V. mit ihrem Fortbildungsinstitut F. O. K. U. S. in Bremen im Rahmen des europäischen Leonardo da Vinci Projekts »The Missing Link« (2010–2012) entwickelt. An dem Projekt waren Expertinnen und Experten aus Erfahrung ebenso wie ausgebildete Fachkräfte der Bereiche Armut, seelische Gesundheit und Migration aus Belgien, Bulgarien, Deutschland, den Niederlanden und Portugal beteiligt. Das Handbuch wurde von Andréa Winter in ihrer Abschlussarbeit »Kommentar einer Betroffenenvertreterin/Übersetzerin zum ›Missing Link‹ Einführungshandbuch« für das Diploma of Advanced Studies Experienced Involvement an der Berner Fachhochschule diskutiert. Auch haben Elias Nolde und Gudrun Tönnes von Lebensart in Münster Anregungen zu Ergänzungen gegeben. An dieser Stelle sei den Dreien für die wertvollen Denkanstöße gedankt.

In den letzten Jahren wurde das Handbuch kontinuierlich weiterentwickelt. Hierzu haben wir Organisationen bei der Einstellung von Peers begleitet. Anhand der gesammelten Erfahrungen, insbesondere am Klinikum Bremerhaven-Reinkenheide, konnte die Leitlinie verbessert und um wichtige Themen ergänzt werden. Damit Sie auch nach der Lektüre des Buches gut auf alle Arbeitsmaterialien zugreifen können, finden Sie diese unter www.psychiatrie-verlag.de/buecher/detail/book-detail/mit-peers-arbeiten.html.

Der Einsatz von Genesungsbegleitern im Bereich Psychiatrie und seelischer Gesundheit ist in Deutschland noch relativ neu. 2007 wurde das EU-Projekt EX-IN abgeschlossen, das Standards für die Ausbildung von psychiatrieerfahrenen Menschen zu Genesungsbegleitern entwickelt hat. In Deutschland fanden die ersten EX-IN-Kurse 2005 in Hamburg und Bremen statt. Mittlerweile gibt es über zwanzig Ausbildungsstandorte und weitere in Österreich und der Schweiz. Mehr als 50 Prozent der Teilnehmenden haben im Anschluss an den Kurs eine bezahlte Arbeit gefunden.
Einen Genesungsbegleiter in eine Organisation zu integrieren, ist jedoch nicht mit der Einstellung einer neuen Mitarbeiterin oder eines neuen Mitarbeiters aus den bekannten psychiatrischen Berufsbildern gleichzusetzen. Die Beschäftigung erfordert neue Methoden, Veränderungen und Entwicklungen innerhalb der gesamten Organisation. Eine gute Vorbereitung erhöht die Wahrscheinlichkeit, dass die Beteiligung von Genesungsbegleitern in psychiatrischen Diensten ein erfolgreicher Schritt sein wird. Ihr Einsatz ist nach Dr. Thomas Ihde-Scholl, Chefarzt Psychiatrische Dienste der Spitäler Frutigen, Meiringen und Interlaken, nur in Institutionen fruchtbar, in denen Recovery- und Empowermentorientierung sowie Personenzentrierung bereits vorhanden sind. Denn »ansonsten ist die Kluft zwischen Betroffenen, Peers und Institution zu groß. Peers sind ja trialogische Brückenbauer, wichtige Bindeglieder zwischen Betroffenen, Angehörigen und Fachpersonen. Ist die Kluft aber zu groß, kann auch ein Peer keine Brücken bauen« (IHDE-SCHOLL 2014, S. 5).
Das vorliegende Handbuch enthält eine Reihe von Leitlinien, Methoden und Anregungen, die bereits in verschiedenen Organisationen angewendet werden. Sie sind natürlich kein Garant für Erfolg, zeigen aber vielfältige Möglichkeiten auf, wie die Peerarbeit institutionell verankert werden kann. Die Unterschiede zwischen Organisationen in Bezug auf ihre Aufgaben, Arbeitsmethoden, Arbeitsbereiche und ihre Unternehmenskultur sind vermutlich genauso groß wie die Anzahl der Organisationen selbst. Auch sind ausgebildete Genesungsbegleiter sehr unterschiedliche Menschen, mit eigenen Erfahrungen, Persönlichkeitsmerkmalen, Stärken und Schwächen. Jede Integration in eine Organisation ist daher ein einzigartiger Prozess, der immer eine individuelle Vorgehensweise erfordert.

Im ersten Teil des Handbuchs richtet sich der Blick auf die Organisation und das dort vorherrschende Grundverständnis von seelischer Gesundheit. Das dient gleichzeitig dazu, den Einsatz eines Genesungsbegleiters vorzubereiten. Anschließend werden mögliche Aufgaben und Arbeitsprofile entwickelt sowie organisatorische Aspekte geklärt. Ein Integrationsplan wird erarbeitet, der eine langfristige Beteiligung von Peers innerhalb einer Organisation möglich macht.
Dieses Handbuch ist mit der Hoffnung verbunden, dass sich immer mehr Institutionen auf den Weg machen, Recovery und Empowerment zu festen Bestandteilen in der Alltagspraxis werden zu lassen. Gleichzeitig ist es mit der Überzeugung geschrieben, dass wir diesen Weg nicht ohne die Erfahrenen gehen können. So hoffe ich, mit dieser Arbeitshilfe einen Beitrag dazu leisten zu können, der Peerarbeit in der psychiatrischen Praxis mehr Raum zu geben und damit einer Psychiatrie des Dialogs und der Begegnung einen Schritt näherzukommen.

Jörg Utschakowski

Vielfalt von Peerarbeit

In der psychiatrischen Praxis erleben wir immer wieder, dass Unterstützungsangebote nicht angenommen werden und keine Verbindung (Missing Link) zu den Erfahrungswelten der Klientinnen und Klienten besteht. Mitarbeitende psychiatrischer Dienste verfügen in der Regel über keine eigenen Erfahrungen mit seelischen Erschütterungen, Stigmatisierung oder Isolation und haben die Bewältigungs- und Genesungsprozesse nicht selbst durchlaufen. Handlungs- und Denkmuster sowie die Interpretation von Ereignissen können daher sehr unterschiedlich sein und zu Misstrauen, Distanz und Missverständnissen führen.

Hingegen ermöglicht die Zusammenarbeit mit ausgebildeten Genesungsbegleitern eine neue Qualität der Unterstützung, die lebensnah, lebensorientiert und nicht stigmatisierend ist. Ein wichtiges Element des Peersupports ist der Austausch mit Menschen, die ähnliche Krisen durchlebt haben. Durch den gemeinsamen Erfahrungshintergrund können Genesungsbegleiter mit den Betroffenen über Erlebnisse statt über Symptome reden. Es ist eher möglich, eine gemeinsame Sprache zu finden und eine von Akzeptanz, Verständnis und Empathie getragene Beziehung einzugehen.

Gleichzeitig haben die Klientinnen und Klienten das Gefühl, den Peerspezialisten vertrauen zu können, verstanden zu werden und die richtige Hilfe zu bekommen. Gerade im Bereich der Psychiatrie, in dem die Betroffenen besonders stark mit Stigmatisierung, Diskriminierung und Entmutigung konfrontiert sind, bekommt das Zusammengehörigkeitsgefühl und die Erfahrung von Solidarität und Verständnis eine besondere Bedeutung.

Genesungsbegleiter vermitteln darüber hinaus Hoffnung und den Glauben an Weiterentwicklung. Sie nehmen die Wünsche des Gegenübers sensibler wahr und unterstützen die Betroffenen, Verantwortung zu übernehmen sowie eigene Interessen selbst zu vertreten. Da sie um die Bedeutung von Informationen und Wahlmöglichkeiten wissen, können sie Problemlösestrategien anbieten, die sie selbst als hilfreich empfunden haben. Allein die Tatsache, dass sie als Beraterinnen,

Begleiter oder Fürsprecher arbeiten, gibt den Hilfesuchenden das Gefühl, dass man es schaffen kann, dass es Licht am Ende des Tunnels gibt.

Es muss nicht immer der erste Schritt sein, Genesungsbegleiter oder Peerberater fest einzustellen. Expertinnen und Experten aus Erfahrung sind in verschiedenen Bereichen tätig. In der Mitarbeiterschulung geben sie (regelmäßig) Seminare und Workshops zu verschiedenen Themen aus Erfahrenensicht, als Dozenten oder im Tandem mit einer psychiatrischen Fachkraft. In der Fallsupervision eröffnen sie neue Perspektiven und stärken die Ausrichtung auf Personenzentrierung, Empowerment und Recovery. Als Leitende von Recoverygruppen sind sie in unterschiedlichen Settings, vom Heim bis zur Akutstation, anzutreffen und führen die Teilnehmenden sanft an das Thema Recovery heran. Gleichzeitig ermuntern sie sie, eigene Schritte zu unternehmen.

Genesungsbegleiter bieten darüber hinaus Freizeitgruppen an und können dort erste Erfahrungen mit der Peerarbeit in einer Organisation sammeln. Das Themenspektrum ist hierbei breit gefächert und reicht von Aromatherapie bis zu Kochkursen. Als Fürsprecher geben sie der Erfahrenensicht und Nutzerorientierung in einer Organisation mehr Gewicht. Letztlich sind sie auch in der Organisationsentwicklung und im Qualitätsmanagement verankert und verleihen dort der Sicht von Peers organisatorisch und strukturell eine Stimme.

Einsatzgebiete von Genesungsbegleitern

- Mitarbeiterschulung
- Fallsupervisionen
- Leiter von Recoverygruppen
- Anbieter von Freizeitgruppen
- Fürsprecher in Organisationen
- Organisationsentwicklung und Qualitätsmanagement
- Peerberater innerhalb und flankierend zu verschiedenen psychiatrischen Angeboten
- Genesungsbegleiter in psychiatrischen Krankenhäusern, in der Integrierten Versorgung, im Betreuten Wohnen oder in Heimen

Peersupport ist somit als eine Bereicherung und Ergänzung der bestehenden Angebote zu verstehen. Es ist wichtig, dass dem Ansatz gegenüber Offenheit besteht, denn wenn die Mitarbeitenden die Arbeit der Genesungsbegleiter als Konkurrenz und Kritik empfinden, hat ihr Einsatz nur sehr geringe Erfolgschancen. Innerhalb einer Organisation sind von Beginn an so viele Menschen wie möglich dafür zu gewinnen, sich auf diesen Dialog einzulassen. Die Bereitschaft zum Dialog kann durch eine gute Vorbereitung der Organisation und der Mitarbeitenden erfolgreich gefördert werden.

Vorbereitung der Organisation, des Teams und der Mitarbeitenden

Die Zusammenarbeit mit ausgebildeten Genesungsbegleitern und die damit verbundenen Veränderungen sind für viele Angestellte und Leitungskräfte aus dem Sozial- und Gesundheitswesen neu. Die Beteiligung von Peers fordert Mitarbeitende ebenso wie bestehende Strukturen, Leitlinien und Methoden einer Organisation heraus, denn es wird nicht nur eine neue Berufsgruppe integriert, sondern gleichzeitig ein neuer Arbeitsansatz:

» Peersupport ist ein Ansatz des Unterstützunggebens und -empfangens, der auf den Kernprinzipien von Respekt, geteilter Verantwortung und gegenseitiger Verständigung darüber, was hilfreich ist, geprägt ist. Peersupport basiert nicht auf psychiatrischen Denkmodellen und diagnostischen Kriterien. Es geht darum, die Situation des anderen durch den gemeinsamen Erfahrungshintergrund des emotionalen und psychologischen Schmerzes empathisch zu verstehen. « (MEAD 2003, S. 1; Übers. d. Verf.)

Diese neue Sicht- und Handlungsweise benötigt Zeit und eine gute Vorbereitung. Innerhalb der Organisation muss ein Klima geschaffen werden, das Neugier auf die mit dem Einsatz der Genesungsbegleiter verbundenen Neuerungen weckt. Dazu gehört eine Analyse der aktuellen Situation: Wo stehen wir? Was sind unsere Stärken? Welchen Entwicklungsbedarf haben wir?

Die Bereitschaft, für andere und neue Standpunkte offen zu sein und die bestehenden Begleitungs- und Unterstützungsangebote zu überdenken, ist ein zentraler Schlüssel zur erfolgreichen Kooperation. Immer wenn Neuerungen innerhalb einer Organisation eingeführt werden und organisatorische Veränderungen anstehen, ist es wichtig, dass der Prozess transparent ist und möglichst viele Informationen im Voraus gegeben werden. Denn nur wer das Gefühl hat, informiert und einbezogen zu sein, lässt sich auf Neuerungen ein. Den Mitarbeitenden sind daher der Ansatz der Genesungsbegleitung und die EX-IN-Philosophie näherzubringen.

Hierzu kann ihnen ein Infoblatt ausgeteilt werden, auf dem die Kerngedanken des EX-IN-Ansatzes kompakt notiert sind. Informiert werden sollten nicht nur die Kolleginnen und Kollegen, die direkt mit den Expertinnen und Experten aus Erfahrung zusammenarbeiten, sondern alle Mitarbeitenden inklusive der Leitungskräfte und des Managements. Auch die Angestellten von Kooperationspartnern sollten einbezogen werden.

INFOBLATT **EX-IN-Philosophie**

Jeder Mensch ist einzigartig. Das zeigt sich auch darin, wie sich seelische Erschütterungen äußern, wie sie erlebt werden und welche Wege zur Genesung führen. Selbst wenn Menschen in seelischen Krisen nicht das Gleiche durchmachen, können sie sich in andere Betroffene einfühlen – sie kennen den emotionalen Schmerz, das Gefühl von Verlust und Hoffnungslosigkeit, aber auch den Prozess, wieder auf die Beine zu kommen, Hoffnung zu schöpfen und das Leben neu anzugehen.

Die EX-IN-Philosophie beruht nicht auf medizinischen Behandlungsmodellen und psychiatrischer Diagnostik. Die Idee und die Prinzipien sind aus dem Erfahrungswissen von Peers entstanden. Die geteilten Erfahrungen ermöglichen ein empathisches, aktives Verstehen. Dieses löst nicht selten ein Gefühl von Verbundenheit und Vertrauen aus.

Die wichtigsten Grundprinzipien der Genesungsbegleitung sind Respekt, die Hoffnung auf positive Veränderung, die Ermunterung zur Verantwortungsübernahme sowie eine andauernde gegenseitige Verständigung darüber, was hilfreich ist. Vorgefasste Bilder gilt es möglichst zu vermeiden. Vielmehr ist im Dialog immer wieder neu zu erarbeiten, was in der aktuellen Situation als unterstützend empfunden wird.

Der EX IN-Ansatz lässt eine Kultur der Möglichkeiten entstehen, in der ungewöhnliches Verhalten als Lebensäußerung betrachtet und nicht in Kategorien von Krankheit und Symptomen gedacht wird. Die Vorstellung über seelische Erschütterungen ist zu erweitern und die jeweilige Person in ihrem So-Sein anzunehmen.

Viele Psychiatrie-Erfahrene sehen in ihren seelischen Erschütterungen einen Sinn. Den Sinn, achtsam mit sich umzugehen, zu lernen, nicht zu viel in sich hineinzufressen, mehr auf seine Grenzen zu achten, seiner Kreativität freien Raum zu lassen und vieles mehr. Das Gefühl, wirklich in Kontakt zu sein, über geteilte Erfahrungen zu sprechen, Zuversicht zu spüren und auf Besserung zu hoffen, kann nicht in einer

Atmosphäre von professioneller Distanz entstehen, sondern erfordert Begegnung und Selbstoffenbarung.

Der Grundgedanke von Genesung beruht auf dem Recoveryansatz, der seinen Ursprung in den USA, in Australien und Großbritannien hat und von Psychiatrie-Erfahrenen entwickelt wurde. Genesung meint nicht notwendigerweise Heilung. Der Recoveryansatz beschränkt sich nicht darauf, die Erkrankung zu bekämpfen, sondern soll zu mehr Lebenszufriedenheit führen. Die Reduzierung oder vollständige Rückbildung unerwünschter Symptome kann ein wichtiges Ziel sein, betrifft aber nur einen Aspekt. Genesung schließt Beziehungen, soziale Eingebundenheit und allgemeines Wohlbefinden mit ein.

Der Zugang zu Ressourcen und Erfahrungswissen ebenso wie die Idee des Empowerments sind wichtige Schlüssel im Recoveryprozess, die von niemandem besser vermittelt werden können als von Menschen, die schon einmal »in den gleichen Schuhen« gelaufen sind.

Jeder Mensch sucht einen Weg zu mehr Genesung, möchte gesund sein und sich wohlfühlen. Ein Kerngedanke von EX-IN ist es, dass wir alle im Grunde wissen, was hilfreich ist. Genesungsbegleitung will dabei unterstützen, dieses innere Wissen zu entdecken und die Selbstverantwortung zu stärken. Die Begleitung orientiert sich an den Anliegen und Lebenszielen der Klientinnen und Klienten. Hoffnung ist eine wichtige Grundlage dafür, dass sich Menschen weiterentwickeln. In den Peerangeboten geht es daher immer darum, Hoffnung zu wecken und zu stärken oder manchmal auch stellvertretend Hoffnung zu haben. Expertinnen und Experten aus Erfahrung sind ein lebendiges Beispiel für Genesung.

Die wichtigsten Prinzipien der Genesungsbegleitung

- Wahrnehmung und Förderung individueller Ressourcen und Fähigkeiten
- Unterstützung von Selbstbestimmung
- Lernen auf Gegenseitigkeit und Augenhöhe
- Verständnis, dass Konflikte und Krisen ein Weg zum Wachstum sind
- Dialoge schaffen
- Ehrliche, direkte Kommunikation
- Flexible Grenzen
- Verständnis, dass seelische Erschütterungen einen Sinn haben
- Empathie und Verantwortung
- Überzeugung, dass Genesung / Recovery für jeden möglich ist
- Gegenseitige Wertschätzung
- Förderung der Verantwortungsübernahme für das eigene Leben

Einstellung von Genesungsbegleitern: Eine Unternehmensentscheidung

Auch wenn es mittlerweile um die zweihundert Genesungsbegleiter in psychiatrischen Diensten in Deutschland gibt, ist die Einbeziehung von Psychiatrie-Erfahrenen noch immer kein Routineprozess. Die Unternehmensleitung muss von dem Ansatz überzeugt sein, denn die Einstellung verläuft selten reibungslos. Leicht können Missverständnisse, Konkurrenz, Abwertungen und Rollenkonflikte entstehen. Viele Kolleginnen und Kollegen sind beispielsweise besorgt, dass die Genesungsbegleiter die Aufgaben von anderen Berufsgruppen übernehmen. Ebenso herrscht oft Skepsis, ob die Peerspezialisten ihre Rolle wegen ihrer psychischen Beeinträchtigung vollständig wahrnehmen oder sich an die Schweigepflicht halten können.

BEISPIELE Seit einigen Tagen arbeitet Frau Arnold als Genesungsbegleiterin auf der psychiatrischen Station eines Klinikums. Um ihr den Einstieg möglichst leicht zu machen, wird sie von der Leitung mit der Einrichtung einer Recoverygruppe betraut. Der Pfleger Herr Lange zeigt sich sehr verärgert und enttäuscht. In den vergangenen Jahren setzte er sich engagiert dafür ein, neben Ergotherapie auch Freizeitgruppen anbieten zu dürfen. Nun befürchtet er, diese Aufgabe zukünftig an Genesungsbegleiter abgeben zu müssen. Auch Frau Krause, die Psychologin, ist verwundert. Ihrer Auffassung nach haben Recoverygruppen einen therapeutischen Charakter. Bisher fanden therapeutische Gruppen jedoch nur im Beisein einer psychologischen Fachkraft statt. In den folgenden Teamsitzungen ist vonseiten der Mitarbeitenden viel Unmut über die Entscheidung zu spüren. In einem zusätzlich anberaumten Gespräch stellt Frau Arnold ihr Konzept für eine Recoverygruppe vor und betont, wie wichtig sie es findet, dass diese von jemandem mit Psychiatrie-Erfahrung geleitet wird. Es entsteht eine angeregte Diskussion, bei der sich alle Parteien einigen, Frau Arnold und Herrn Lange die Gruppe gemeinsam anbieten zu lassen. Bei Problemen oder Fragen können sie sich an Frau Krause wenden.

Herr Kroll ist als Genesungsbegleiter im Betreuten Wohnen für 15 Stunden die Woche eingestellt. Um für ein ausgewogenes Verhältnis von Besprechungs- und Betreuungszeit zu sorgen, wird er zunächst nicht an Teamsitzungen beteiligt. Diese Regelung stellt sich jedoch als problematisch heraus, denn sie schließt ihn dauerhaft von wichtigen Teamprozessen aus. In der nächsten Teamsitzung wird über eine Neuregelung diskutiert. Es wird deutlich, dass nicht seine Arbeitszeit, sondern Bedenken bezüglich der Schweigepflicht der eigentliche Grund für den Ausschluss sind. Einige der Klientinnen und Klienten kennt Herr Kroll aus früheren Klinikaufenthalten. Daher ist er nicht mit deren Betreuung beauftragt worden. Nun befürchte man, dass er mit den Informationen, die über diese Personen in den Teamsitzungen ausgetauscht werden, nicht umgehen könne oder sie bei einem späteren gemeinsamen Klinikaufenthalt missbrauchen könnte. ×

Solche Spannungen lassen sich nur dann gewinnbringend bearbeiten, wenn sich die Leitung im Klaren darüber ist, dass die genannten Phänomene Begleiterscheinungen von Veränderungsprozessen sind. Zuversicht muss vermittelt und die Dialogkultur gestärkt werden. Ebenso empfiehlt es sich, über Fragen der Schweigepflicht intensiv zu sprechen, Bedenken offen zu benennen und sich über diese auszutauschen. Für Genesungsbegleiter sollte keine Sonderbehandlung eingeführt werden, sondern sie sollten sich an die gleichen Regelungen wie die übrigen Mitarbeitenden halten müssen.
Die Schweigepflicht wird mit dem Arbeitsvertrag erklärt und unterschrieben. Jede Einrichtung verfügt über Richtlinien und Regeln, wie die Einhaltung zu handhaben ist. Davon ausgeschlossen sind oft Situationen, in denen es um Klientinnen und Klienten geht, die den Mitarbeitenden bekannt sind. Das können beispielsweise Freunde, Nachbarn, ehemalige Mitschüler oder Personen aus dem Volkshochschulkurs sein. In diesen Fällen können Sonderregelungen gelten.
Genesungsbegleiterinnen und -begleiter haben sich bereits in ihrer Ausbildung mit diesem Thema auseinandergesetzt und gehen aufgrund des eigenen Erfahrungshintergrundes verantwortungsvoll mit solchen Situationen um. In Teamsitzungen oder Supervisionen kann daher meist schnell eine Lösung gefunden werden.
Die Einbeziehung von Genesungsbegleitern und die Zusammenarbeit mit den Kolleginnen und Kollegen sind in einen Prozess eingebettet, der insgesamt die Entwicklung der Organisation zum Ziel hat. Unterschiedliche Perspektiven lassen sich manchmal schwer aushalten, sodass schnell Druck entsteht, zu den bekannten Strukturen und Sichtweisen zurückzukehren. Jede Neuerung ruft Widerstände hervor.

Auch wenn eine Entscheidung für die Beteiligung von Peerspezialisten in einer Organisation gefallen ist, bleibt zu klären, was von der Zusammenarbeit erwartet wird.
Zu Beginn sind die Teams beispielsweise meist zurückhaltend und zögerlich. Sie wünschen sich, dass die neuen Kolleginnen und Kollegen eher beraten und im Klientenkontakt nur Aufgaben übernehmen, die an sie delegiert wurden. Die Genesungsbegleiter erhoffen sich hingegen Handlungsautonomie und Mitspracherecht. Daher kann es wichtig sein, die Erwartungshaltung zu klären, die Zuständigkeiten abzustecken und ein ausdrückliches Bekenntnis zur gemeinsamen Arbeit einzuholen.
Der Aushandlungsprozess zwischen Erfahrungswissen und professionellem Wissen braucht Zeit, Raum und die Bereitschaft, voneinander zu lernen. Der Austausch passiert nicht immer automatisch, sondern sollte kulturell und strukturell aufgegriffen werden (MEAD 2007). Das bedeutet, aktiv zu versuchen, die Dialogkultur zu fördern sowie klare Zeiten und Räume für Austausch und Besprechungen bereitzustellen.
Über die notwendigen Schritte, um Veränderungen umfassend zu veranlassen und nachhaltig sicherzustellen, gehen die Meinungen auseinander. Es ist davon auszugehen, dass zu Beginn nicht alle Beteiligten hinter der Idee der Genesungsbegleitung stehen. In der Regel genügt es, wenn es auf den verschiedenen Ebenen der Organisation Vertreterinnen und Vertreter mit Entwicklungsbereitschaft gibt. Es ist unmöglich, alle Fragen im Vorhinein zu klären. Aber natürlich muss im Laufe des Prozesses die Zustimmung und Kooperation in der Organisation zunehmen, denn die Überzeugung und Energie derjenigen, die den Prozess in Gang bringen, reicht auf Dauer nicht aus (ROSE 2003). Eine aufgeschlossene Unternehmenskultur, das Verständnis, in einen gemeinsamen Lernprozess einzusteigen, und ein klarer Rahmen, der Orientierung bietet, sind von entscheidender Bedeutung.
Eine gut funktionierende Informationsstrategie ist eine wichtige Voraussetzung für einen funktionierenden Beteiligungsprozess. Die damit zusammenhängenden Steuerungs- und Entscheidungsprozesse, z. B. die Einrichtung einer Reflexionsgruppe, die Festlegung von Meilensteinen, die Einführung neuer Methoden oder die Entscheidung für eine strukturierte Evaluation, sollten dabei innerhalb der Organisation so transparent wie möglich sein und begleitet werden. Hierbei

kann auf Erkenntnisse aus dem Changemanagement zurückgegriffen werden.

Strategien zur Umsetzung (nach O'Hagen 2011)

- Vermittlung der Dringlichkeit für die Idee
- Zusammenstellung einer kreativen, effektiven Koalition der Veränderer
- Entwicklung einer Vision
- Vermittlung der Vision
- Stärkung von Mitarbeitenden, sich an der Realisierung der Vision zu beteiligen
- Planung und Vermittlung von kurzfristigen Erfolgen
- Erste Erfolge verankern und weitere Veränderung initiieren
- Verankerung der neuen Ansätze in der Kultur der Organisation

Einen klaren Rahmen bieten

In der Praxis erleben wir oft, dass die Rolle der psychiatrieerfahrenen Mitarbeitenden nicht eindeutig festgelegt ist. Dies passiert, wenn in der Organisation noch keine Klarheit darüber besteht, ob die Beteiligung von Genesungsbegleitern eine sinnvolle Maßnahme ist. Einerseits können die Peerspezialisten ihren Arbeitsauftrag so sehr individuell auslegen und stark an die Bedürfnisse der Betroffenen anpassen. Gleichzeitig birgt es aber auch die Gefahr, dass ihre Rolle sowohl den Klienten als auch den Kollegen gegenüber unklar bleibt. Die Genesungsbegleiter tragen dann allein die Last, ihre Position zu definieren. Das kann leicht zu Missverständnissen und Kompetenzgerangel führen.

BEISPIEL Herr Kunz wird bei einem Träger der Eingliederungshilfe als geringfügig Beschäftigter eingestellt. Die Kolleginnen, Kollegen und die Leitung haben kaum Erfahrungen mit dem Konzept der Genesungsbegleitung, sind aber von der Idee begeistert und interessiert an Innovation. Zu Beginn wird Herrn Kunz angeboten, in die verschiedenen Arbeitsbereiche hineinzuschnuppern, um dann Arbeitsschwerpunkte zu wählen. Man sei sehr offen und wolle die Potenziale der Genesungsbegleitung nicht durch frühe Festlegungen einschränken. Nach kurzer Zeit kommen Beschwerden von den Kolleginnen und Kollegen: Herr Kunz mische sich in Kompetenzbereiche ein, die bestimmten

Teammitgliedern vorbehalten seien. Auch führe er mit den Betroffenen Gespräche über Themen, die bereits entschieden seien. Generell stifte er nur Unruhe und Chaos.
Herr Kunz selbst ist an allen Themen und Aufgaben sehr interessiert und arbeitet oft mehr als vertraglich vereinbart wurde. Er wirkt zunehmend gereizt und überfordert. Nach sechs Wochen meldet er sich länger krank und wird in der Probezeit entlassen. »Das haben wir uns gleich gedacht, psychisch Kranke sind eben labil und eingeschränkt leistungsfähig. Und als Betroffener den ganzen Tag mit der eigenen Problematik konfrontiert zu sein, das kann ja nicht gut gehen«, so die erste Reaktion der Mitarbeitenden, die der Einstellung ohnehin kritisch gegenüberstanden.
Die Leitung ist frustriert, macht sich aber auf Fehlersuche. Nach einigen Gesprächen mit Herrn Kunz und den Kolleginnen und Kollegen wird deutlich, dass die Offenheit der Arbeitsorganisation nicht zu kreativer Freiheit, sondern zu Grenzenlosigkeit geführt hat. Herr Kunz war überfordert. Er wollte Freiräume nutzen und die Angebote machen, die ihm selbst während seiner psychiatrischen Betreuung und Behandlung immer gefehlt hatten. Da es keine Vorgaben gab und er beabsichtigte, möglichst viele Innovationen in der verbleibenden Zeit zu etablieren, mutete er sich zu viel zu und missachtete seine eigenen Grenzen. Die Leitung begreift, dass es besser ist, mit klar umrissenen Aufgaben zu beginnen, diese in regelmäßigen Abständen zu überprüfen, gegebenenfalls zu verändern und zu erweitern. Mittlerweile arbeiten fünf Genesungsbegleiter in dieser Einrichtung. Die Unternehmensleitung, die Bereichsleitungen und die meisten Mitarbeitenden sind davon überzeugt, dass die Einstellung weiterer Genesungsbegleiter ein Zugewinn für die Organisation sein wird. ×

Überforderung ist nur eine mögliche Folge eines fehlenden Rahmens. Es passiert auch, dass die Genesungsbegleiter aufgrund unklarer Aufgabenstellungen und Orientierung nicht wissen, wie sie ihre spezifische Fachlichkeit einbringen können. Daher orientieren sie sich an den anderen Mitarbeitenden und übernehmen traditionelle Rollen sowie Vorgehensweisen. Infolgedessen werden keine besonderen Peerangebote gemacht und die Genesungsbegleiter unterscheiden sich nur darin von den übrigen Kolleginnen und Kollegen, dass sie nicht für diese Aufgaben ausgebildet sind.

Herausforderung: Kooperation von Genesungsbegleitern und anderen Fachkräften

In ihrer Arbeit suchen psychiatrisch Tätige immer nach einem Weg, eine angemessene Form von Distanz und Nähe zu ihren Klientinnen und Klienten zu finden. Diese wird häufig als »professionelle Distanz« bezeichnet. Die Form der »professionellen Distanz« ist von Mitarbeiter zu Mitarbeiter unterschiedlich. Expertinnen und Experten aus Erfahrung gestalten die Grenzen zu den Klientinnen und Klienten vielfach anders, als wir es im Rahmen psychiatrischer Hilfen gewohnt sind. Sie sprechen offener mit den Hilfesuchenden, geben mehr von sich preis und gehen auf persönliche Situationen ein.
Die Qualifikation der Genesungsbegleiter beruht auf ihren Erfahrungen und der EX-IN-Ausbildung. In dieser wird das Thema »Nähe und Distanz« sehr genau beleuchtet. Von den Genesungsbegleitern wird erwartet, dass sie ihre Expertise, d. h. ihre Krisen- und Bewältigungserfahrung, auch aktiv in die Arbeit einbringen, denn nur dann kann der erwünschte Peereffekt zum Tragen kommen.
In der Praxis zeigt sich, dass der Kontakt über den gemeinsamen Erfahrungshintergrund nicht nur dazu führt, dass mit Klientinnen und Klienten, die sonst »schwer zu erreichen« sind, Gespräche und Begegnungen entstehen, sondern sich auch ein vertrauensvolles Verhältnis entwickelt. Die in der Regel asymmetrischen Unterstützungsbeziehungen, in denen die Betroffenen zu persönlichen Mitteilungen aufgefordert werden, während die Fachkräfte eher wenig über sich erzählen, haben im Rahmen von Genesungsbegleitung eine stärkere Tendenz zur Gegenseitigkeit (Jackson 2008).

BEISPIEL Auf einer Krankenhausstation hat ein Genesungsbegleiter Kontakt zu einem Klienten aufgenommen. Er fühlt, dass die Person sehr einsam ist: »Stefan hatte früher nur wenige Freunde, keiner wollte so richtig was mit dem ›Spinner‹ zu tun haben. Ich habe mir aber nicht lange überlegen müssen, ein Freund für ihn zu sein. Ich bin es einfach und das freut Stefan ungemein. Ich bin ehrlich zu ihm, und wenn er nächste Woche wegziehen wird, wird er mir fehlen, das weiß ich jetzt schon.« (Utschakowski u. a. 2013, S. 72) ×

Die Kolleginnen und Kollegen mögen denken, dass dies ein unprofessionelles Verhalten ist, weil der Genesungsbegleiter die »professionelle Distanz« nicht gewahrt hat und sogar davon spricht, ein »Freund« zu sein. Im EX-IN-Kontext ist diesbezüglich in den letzten Jahren der Begriff der »professionellen Nähe« entstanden. Die unterschiedliche Form von Nähe und Distanz birgt jedoch auch weitere Reibungspunkte. So stellt die Pflegedienstleiterin Angelika Lacroix des Klinikums Bremerhaven-Reinkenheide fest: »Die Genesungsbegleiter entwickeln schnell einen guten Draht zu den Patienten. Und wenn man nicht aufpasst, kann dies auf Pflegeseite zu Frustrationen führen: ›Warum hat der Patient das nicht mir anvertraut? Wir waren doch so gut in Kontakt miteinander ...‹« (Jahnke 2014, S. 34)

Mögliche Kooperationshemmnisse

Neben Fragen, die aufgrund der unterschiedlichen Zugänge entstehen, können weitere Hindernisse auftreten. So sind Genesungsbegleiter nicht selten mit Vorbehalten seitens der übrigen Kolleginnen und Kollegen konfrontiert, die ihre Arbeit in besonderem Maße behindern können. Um diesen frühzeitig begegnen zu können, sind an dieser Stelle die zehn häufigsten Einwände dargestellt (nach Repper 2013):

Genesungsbegleitung ist nur ein Weg, Geld zu sparen: Mit diesem Vorurteil beginnen die meisten Diskussionen über Peerarbeit. Genesungsbegleiter sind aber kein Ersatz, sondern eine Ergänzung zu bisherigen psychiatrischen Berufsgruppen. Die Minderbezahlung liegt in dem derzeitigen Tarifsystem begründet. Eine bessere Bezahlung ist ein zentrales Anliegen der EX-IN-Bewegung.

Genesungsbegleiter sind zu instabil und durch die Arbeit überfordert: Die Praxis zeigt eher das Gegenteil – die Arbeit als Genesungsbegleiter scheint die Peerspezialisten selbst zu stärken. Einige Untersuchungen (z.B. Moran u.a. 2012) deuten darauf hin, dass Psychiatrie-Erfahrene bei der Tätigkeit als Genesungsbegleiter seltener als das übrige Personal krank werden.

Genesungsbegleiter können die Standards der Schweigepflicht nicht einhalten: Jede Person, die in psychiatrischen Arbeitsfeldern tätig ist, von der festangestellten psychiatrischen Fachkraft bis zur Praktikantin, muss sich an die Regeln der Schweigepflicht und Vertraulichkeit halten. Genesungsbegleiter bilden da keine Ausnahme. Aber sie bringen aufgrund ihrer eigenen Geschichte eine besondere Sensibilität mit. Häufig sprechen sie das Thema Schweigepflicht selbst an und bemängeln einen zu nachlässigen Umgang bei Kolleginnen und Kollegen.

Genesungsbegleiter unterscheiden sich nicht von Mitarbeitenden mit Psychiatrie-Erfahrung: Mitarbeitende, die schon einmal selbst eine seelische Krise durchlebt haben, verschweigen diese oft, weil sie vonseiten des Teams Vorurteile und Diskriminierung erwarten müssen. Auch den Klientinnen und Klienten erzählen sie selten von ihrer eigenen Erfahrung. Dies geschieht überwiegend aus Sorge, die eigene Professionalität aberkannt zu bekommen. Genesungsbegleiter haben sich hingegen während ihrer Ausbildung intensiv mit ihrer Vergangenheit auseinandergesetzt und nutzen diese für die professionelle Arbeit. Sie wurden gerade wegen ihres Erfahrungswissens eingestellt und outen sich bewusst, um den erwünschten Peereffekt zu erzielen.

Mitarbeitende müssen ständig darauf achten, nichts »Falsches« zu sagen: Die Fähigkeit, über sich selbst, die eigene Kommunikation und das eigene Beziehungsverhalten zu reflektieren, ist eine wichtige Bedingung, um im privaten Bereich lebendige Partnerschaften führen und im professionellen Bereich die Fachlichkeit erhalten zu können. Teamsitzungen und Supervisionen haben oft genau diese Funktion. Wenn Genesungsbegleiter dazu beitragen können, dass die anderen Mitarbeitenden stärker auf ihre Sprache und ihr Verhalten gegenüber den Klientinnen und Klienten achten, ist dies eine große Bereicherung.

Psychische Probleme sind heutzutage eine Jobgarantie: Die psychiatrische Praxis war und ist geprägt von professionellem Wissen und professioneller Erfahrung. Erfahrungswissen wird erst seit jüngster Zeit wahrgenommen und wertgeschätzt. Es trägt dazu bei, Kontakte zu erleichtern, Zugänge zu finden und Barrieren abzubauen. Genesungsbegleitung ist eine Ergänzung zu bestehenden Angeboten, wird aber keine anderen Berufsgruppen verdrängen.

Genesungsbegleiter dürfen interessanteren Aufgaben nachgehen: In jeder Gemeinschaft, Gruppe oder Organisation gibt es Dinge, die erledigt werden müssen, wie Büroarbeiten. Was in Peerkontakten anders ist, ist nicht, was getan wird, sondern welche Art von Beziehung sich entwickelt. Diese Art von Begegnung kann in unterschiedlichen Situationen entstehen. Es ist nicht so, dass Genesungsbegleiter bestimmte Aufgaben gar nicht erledigen müssen, sie haben nur mehr Gelegenheit, die

Beziehung zu den Klientinnen und Klienten zu vertiefen, mit ihnen beispielsweise Gespräche zu führen oder spazieren zu gehen.

Genesungsbegleiter können nicht zwischen Freundschaft und Arbeitsbeziehung unterscheiden: Die Peerbeziehung ist eher von »professioneller Nähe« als von »professioneller Distanz« geprägt. Damit ergeben sich Kontakte, die einigen Fachkräften ungewöhnlich erscheinen. Beziehungen, die im Rahmen eines professionellen Behandlungs- und Betreuungsangebotes entstehen, unterliegen besonderen Regeln. Aber auch diese Regeln entbinden nicht von der Aufgabe, in Teambesprechungen und Supervisionen regelmäßig zu reflektieren, welchen Charakter die Begegnungen haben. Genesungsbegleiter haben sich mit dieser Aufgabe während ihrer Ausbildung intensiv beschäftigt.

Genesungsbegleiter stehen der Psychiatrie und Medikamenten kritisch gegenüber: Die EX-IN-Philosophie beruht nicht darauf, Klientinnen und Klienten vorzugeben oder vorzuschreiben, was sie tun oder denken sollen. Vielmehr werden unterschiedliche Wege erkundet und der Entscheidungshorizont wird erweitert, damit die Klientinnen und Klienten möglichst selbstbestimmte Entscheidungen treffen können. Diese Vorgehensweise kann bisweilen traditionelle Sichtweisen und Angebote infrage stellen.

Durch Genesungsbegleiter steigt die Arbeitsbelastung: Die Einführung des EX-IN-Ansatzes in den Organisationen benötigt ebenso wie andere organisatorische Veränderungen Zeit und Einsatz. Genesungsbegleiter machen Angebote, die andere Angebote ergänzen oder ersetzen. Dadurch wird es insgesamt zu einer Entlastung der übrigen Mitarbeitenden kommen. Dies hängt von einer klaren Aufgaben- und Rollenbeschreibung ab. Wird die Arbeit der Genesungsbegleiter immer nur als zusätzlich empfunden, ist die Aufgabenverteilung neu zu überdenken.

Kooperationsfördernde Maßnahmen

Durch den Einsatz von Genesungsbegleitern wird die Dichotomie zwischen gesund und krank durchbrochen. Auch ein Mensch, der schwere psychische Krisen durchlebt hat, Klientin oder Klient in einer psychiatrischen Einrichtung war oder hätte sein können, kann besonders wertvoll sein. Gesund, stark und ausgeglichen zu sein, ist keine notwendige Bedingung mehr, um professionell helfen zu können. Dies wirft bei einigen Teammitgliedern die Frage auf, ob sie auch ihre eigenen Besonderheiten, Verletzlichkeiten und persönlichen Erfahrungen in die Arbeit einbringen können.

Die Herausforderung in der Zusammenarbeit zwischen Genesungsbegleitern und anderen psychiatrischen Fachkräften liegt darin, die unterschiedliche Herangehensweise zu respektieren. Um die Mitarbeitenden auf die Zusammenarbeit mit Peers vorzubereiten und den eigenen Sprachgebrauch zu reflektieren, ist die Übung »Klientenohr« aus der Fortbildung »Open Dialogue/Need Adapted Treatment« von Volkmar Aderhold hilfreich. Bei dieser übernimmt eine Kollegin oder ein Kollege in Team- oder Fallbesprechungen die Aufgabe, mit dem »Klientenohr« zuzuhören. Immer wenn der Person das Gesagte abwertend, verletzend, unzulässig interpretierend oder respektlos vorkommt, unterbricht sie das Gespräch und sagt: »Bitte neu.« Findet die Sprecherin oder der Sprecher eine Formulierung, die für das »Ohr« angemessener ist, geht das Gespräch weiter, kann aber aus den genannten Gründen jederzeit wieder mit »Bitte neu« unterbrochen werden.

Mit der Erfahrung seelischer Erschütterungen und den damit verbundenen Folgen wie Stigmatisierung oder dem Verlust von Selbstwertgefühl haben die Peerspezialisten besondere Erfahrungswelten betreten. Da sie selbst oft mit Entmachtung und Entpowerment konfrontiert waren, sind sie häufig wesentlich sensibler gegenüber Fremdbestimmung, Machtausübung und der Anwendung von Zwang als andere Kolleginnen und Kollegen. Hoffnung und Ermutigung haben einen viel größeren Stellenwert in ihrer Arbeit.

Nicht nur in der Haltung gegenüber den Klientinnen und Klienten, sondern auch in der Selbstwahrnehmung können wir Unterschiede beobachten. Genesungsbegleiter reagieren bei Arbeitsstress und Überlastung sensibler als andere Mitarbeitende. Interessant dabei ist es, dass sie die Stresssituation oft auf ihr individuelles Befinden zurückführen: »Ich bin nicht so belastbar, ich muss gut auf mich aufpassen.« Hingegen setzen nicht-psychiatrieerfahrene Mitarbeitende ihre Belastungen mit den Bedingungen am Arbeitsplatz in Verbindung: »Mir wird zu viel zugemutet, die Arbeit ist schlecht organisiert.« Dies kann leicht zu Missverständnissen führen.

Expertinnen und Experten aus Erfahrung benötigen Zeit, um sich in ihrer Position und Rolle zu orientieren. Gerade zu Beginn können sie zwiespältige Gefühle entwickeln. Es kann schwierig sein, zu entscheiden, welche Seite – die der Klienten oder der Kollegen – mehr Loyalität verdient. Die Genesungsbegleiter mögen sich den Hilfesuchenden näher fühlen, weil sie wissen, wie diese empfinden, leiden oder misstrauen. Andererseits sind sie Teil des Teams, das wichtige Informationen über Klientinnen und Klienten teilt. In diesem Zusammenhang ist auch der Begriff des »Tofu-Mitarbeiters« entstanden – quasi ein Mittelding zwischen Fleisch und Gemüse.

Offene Kommunikation kann helfen, Frustrationen auf allen Seiten abzubauen, aufseiten der Arbeitgeber, Kolleginnen und Genesungsbegleiter. Ein offener Dialog ermöglicht ein tieferes Verständnis seelischer Erschütterungen und seelischer Gesundheit. Gleichzeitig können sich die Peerspezialisten und Kollegen in diesem Prozess weiterentwickeln: »Durch diese neue Gesprächs-, oder nenn es von mir aus auch Streitkultur, verändert sich ganz viel. Die EX-INler sind in Selbsterforschung ausgebildet und sprechen eigene Verletzungen selbstverständlicher an. Sie können sich leichter öffnen und machen es damit den anderen Kollegen im Team leichter, sich ihrerseits zu öffnen.« (Jahnke 2014, S. 42)

Um die Dialogkultur zu fördern, braucht es genügend Zeit für Austausch. Gut sind Rituale der Begegnung. Dies können kleine Einheiten am Tag sein oder regelmäßige gemeinsame Auswertungsgespräche mit der Leitung. Es gilt, eine Feedbackkultur aufzubauen, in der es selbstverständlich ist, Rückmeldung zu geben, Verbesserungen anzuregen oder Gelungenes zu loben. Eine Kultur des Dialogs kann wachsen, wenn nicht nach starren Konzepten gearbeitet wird, sondern Vielstimmigkeit und Querdenken gefördert wird (siehe auch S. 65).

Kulturbildende Maßnahmen

Aus dem Changemanagement wissen wir, dass sich Veränderungen in Organisationen auf verschiedenen Ebenen vollziehen und nie als lineare Prozesse verlaufen. Daher sind Veränderungsprozesse nicht vollständig vorhersehbar und planbar. Dennoch ist ein planvolles Vorgehen möglich und empfehlenswert.

ABBILDUNG 1 Die drei wesentlichen Komponenten bei der Veränderung

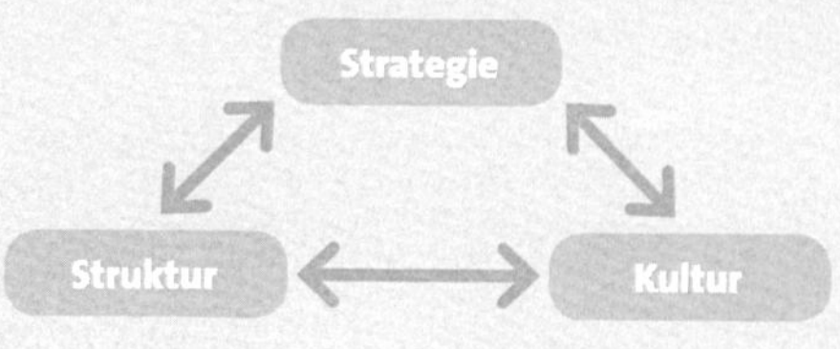

Alle drei Bereiche – Strategie, Struktur und Kultur – sind eng miteinander verwoben und beeinflussen sich gegenseitig. Sie sind bei der Veränderungsplanung und -umsetzung immer im Zusammenhang zu betrachten.

Die Strategie ist die Basis des Veränderungsprozesses. In einem ersten Schritt wird die Ist-Situation analysiert und festgestellt, in welchen Bereichen Veränderungsbedarf besteht. Auf Grundlage dessen kann eine Vision entwickelt werden. Die erarbeitete Strategie ist im Prozess immer wieder zu überdenken und zu justieren. Die Veränderungsschritte müssen institutionell verankert werden. In der Organisationsstruktur spiegelt sich dies in der Definition von Rollen, Aufgaben und Prozessen sowie in erkennbaren Ergebnissen wider. Jedoch erst, wenn sich die Veränderung auch auf die Kultur der Organisation niederschlägt, sich folglich auf formelle und informelle Regeln und Werte auswirkt, können wir von einem gelungenen Veränderungsprozess sprechen.

BEISPIEL Bei einem Einführungsworkshop meldet sich eine Mitarbeiterin empört zu Wort: »Ach so, muss man neuerdings verrückt sein, um hier 'nen Job zu kriegen?« Sie ist mit der Idee, Genesungsbegleiter in der Organisation einzustellen, überhaupt nicht einverstanden. Ein Jahr später äußert sie auf einem Auswertungsworkshop: »Ich bin begeistert von der Arbeit der Genesungsbegleiter, die leisten total wertvolle Arbeit. Ich möchte auf sie nicht mehr verzichten, und ich finde, die müssen das gleiche Geld verdienen wie wir!« ×

Zu dem Veränderungsprozess gehört eine Beteiligungskultur, die Genesungsbegleiter nicht nur punktuell, sondern dauerhaft in die Einrichtungen integriert. Peerspezialisten sollten beispielsweise regelmäßig an Teambesprechungen teilnehmen und die Arbeitsabläufe mit organisieren. Ebenso sind glaubwürdige und überzeugende Leitungskräfte und Vorbilder notwendig, da die Veränderung der Organisation mit dem Abschied von alten Strukturen und Kulturelementen einhergeht.
Dies kann sich beispielsweise auf die Gesprächskultur beziehen, in der die Berufsgruppen eher untereinander statt miteinander gesprochen haben. Ebenso kann es bedeuten, dass jetzt mehr therapeutische Angebote berufsübergreifend durchgeführt oder Recoverygruppen von Genesungsbegleitern angeboten werden. Ein guter Veränderungsprozess braucht Zeit und Raum sowie gegenseitigen Respekt und Wertschätzung (Doppler, Lauterburg 2008).

Voraussetzungen für einen guten Veränderungsprozess

- Veränderungsbereitschaft bei den Mitarbeitenden und der Leitung
- Raum und Ressourcen für Veränderungen
- Vision, dass Veränderung Vorteile bringt
- Jeder kennt seine Rolle und Aufgabe
- Klarheit darüber, was bestehen bleibt und was sich verändert

Entwicklung einer Vision: Auf Recovery und Empowerment ausgerichtete Arbeit

Vor der Einstellung von Expertinnen und Experten aus Erfahrung ist es hilfreich, sich im Team über die Kerngedanken der Genesungsbegleitung und zentrale Themen auszutauschen. Die Diskussion gibt Aufschluss darüber, inwieweit die Organisation auf die Beteiligung von Peerspezialisten vorbereitet ist und in welchen Bereichen noch Lücken und Uneinigkeiten bestehen.

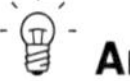

Anregungen zur Reflexion

- Was ist unsere Vorstellung von seelischer Gesundheit? Welche Grundannahmen haben wir gegenüber unseren Klienten?
- Welche Mittel, Methoden und Ansätze nutzen wir, um Empowerment und Recovery zu fördern?
- Sind wir zufrieden mit den Ergebnissen?
- Wissen wir genug darüber, wie das Management, die Leitung, die Mitarbeiter, Kooperationspartner und vor allem die Klienten und Angehörigen unsere Arbeit beurteilen?
- Welche Aspekte wollen wir verbessern?
- Wie werden wir diese Verbesserungen angehen?

Ein gemeinsames Verständnis davon, wie es um die Nutzerorientierung der Organisation bestellt ist, ist die Basis, um ein gemeinsames Interesse zu entwickeln und als Team etwas zu verändern. Klientinnen, Klienten und (potenzielle) Genesungsbegleiterinnen und -begleiter sollten so schnell wie möglich in diesen Prozess einbezogen werden.

Fortbildungen

Ein weiteres wichtiges Element bei der Umsetzung des Peergedankens sind Fortbildungen, die von Genesungsbegleitern angeboten werden oder die Idee des Peersupports zum Thema haben. Im Idealfall ist eine Fortbildung nicht nur ein Ort, an dem Begegnungen stattfinden, sondern zugleich ein Lern- und Entwicklungsraum. Der Schlüssel liegt hierbei in einem positiven Gesprächsklima, das durch gegenseitigen

Respekt, Offenheit, Vertrauen, Konzentration und Achtsamkeit geprägt ist. Meist reichen banale Dinge wie Blumen auf dem Tisch oder einfache »Spielregeln« ⤓ bereits aus, um einen effektiven Lernraum zu schaffen. Humor ist ebenfalls ein wichtiges Mittel und kann in eine festgefahrene Situation Leichtigkeit bringen.

INFOBLATT **»Spielregeln« in Fortbildungen** ⤓

Für fast alle Fortbildungsthemen gilt: Teilnehmende sind nicht nur Lernende, sondern zugleich auch Wissende. Deshalb ist es wichtig, ihren Kompetenzen und Erfahrungen in Fortbildungen immer Raum zu geben und ihnen die Möglichkeit zur Verfügung zu stellen, sich untereinander auszutauschen. Für einen fruchtbaren Austausch sind bestimmte Regeln zu beachten.

»Spielregeln« in Fortbildungen

- Einander zuhören, nicht zustimmen oder ablehnen, bevor der andere den Satz vollendet hat
- Verlangsamen – innovative, kreative Kommunikation hat ein anderes Tempo
- Unterschiede als Bereicherung wahrnehmen, nicht um Wahrheiten kämpfen
- Akzeptieren, dass jeder Mensch über eigene Wahrheiten verfügt
- Auch strittige Auseinandersetzungen respektvoll führen
- Eine gemeinsame Sprache entwickeln, um miteinander zu lernen
- Anerkennen, dass auch Zuhören hilfreich sein und die Selbstauseinandersetzung fördern kann; es ist jedem selbst überlassen, ob und zu welchem Zeitpunkt er sich äußert

Fortbildungen von Experten aus Erfahrung

Fortbildungen durch psychiatrieerfahrene Menschen verdeutlichen das Potenzial von Genesungsbegleitern für die eigene Organisation und den Mehrwert ihrer Wahrnehmungen und Ansätze. Mitarbeitende, die sich nicht vorstellen können, wie Peerspezialisten die Arbeit bereichern sollen, haben hier die Gelegenheit, sich mit Erfahrungswissen auseinanderzusetzen. Für viele sind Fortbildungen von Erfahrungsexperten ein Aha-Erlebnis – sie profitieren von der Innensicht und sind oft überrascht, wie reflektiert seelische Erschütterungen dargestellt werden können.

Wichtige Themen in Fortbildungen von Genesungsbegleitern
(Auszug aus dem Fortbildungsprogramm des EXPA e.V. 2014)

- **Empowerment:** Selbstbefähigung und Selbstermächtigung fördern
- **Borderline aus Betroffenensicht:** Wer ein Warum hat zu leben, erträgt fast jedes Wie
- **Schizophrenie / Psychose:** Akzeptanz, Verständnis, Empathie und Abgrenzung aus Angehörigensicht
- **Krisenintervention:** Einsichten in die Wünsche der Betroffenen in einer Krise
- **Auswirkungen auf das eigene Leben:** Wie psychische Erkrankungen Liebe, Beziehung und Sexualität beeinflussen
- **Weiterentwicklungsprozesse:** Nutzerbeteiligung in der Psychiatrie
- **Stimmenhören:** Wege ins Stimmenhören, die Welt des Stimmenhörens, Umgang mit dem Stimmenhören und Leben mit dem Stimmenhören
- **Umgang mit Medikamenten:** Erfahrung mit Medikamentenvergabe in psychiatrischen Diensten, Gründe für und gegen Medikamente, persönliche Auseinandersetzung, Compliance und alternative Behandlungsansätze wie Soteria

Genesungsbegleiter haben jedoch nicht selten mit Fallstricken zu kämpfen. So kommt es immer wieder vor, dass Kolleginnen und Kollegen die neuen Mitarbeitenden auf Herz und Nieren prüfen und ihre Fachlichkeit zunächst infrage stellen: »Das kannst du nicht beurteilen, da bist du zu nah dran.« Eine gute Vorbereitung hilft den Peerspezialisten, ihr Erfahrungswissen in Aus-, Fort- und Weiterbildungen einbringen zu können. Zugleich dürfen sie ihre eigenen Grenzen nicht aus den Augen verlieren.

Fortbildungen und Workshops zum Thema Genesungsbegleitung und Erfahrungswissen

In der Praxis ist es wichtig, die Mitarbeitenden einer Organisation im Vorfeld der Einstellung durch thematische Fortbildungen und Workshops vorzubereiten. Wesentliche Themen sind die Grundidee von Genesungsbegleitung sowie die Herausforderungen an die gemeinsame Kultur. Ebenso sind die Bedingungen der Implementierung und der mögliche Mehrwert zu besprechen.

Wichtige Themen im Fortbildungsprogramm

- Was ist der Hintergrund der Einbeziehung von Genesungsbegleitern in psychiatrische Dienste? Was können sie verbessern?
- The Missing Link: Der Unterschied zwischen den Erfahrungen und Sichtweisen von Genesungsbegleitern und anderen Fachkräften
- Wer ist ein Experte aus Erfahrung? Was zeichnet Erfahrungswissen aus?
- Prinzipien von Genesungsbegleitung
- Das Arbeitsprofil von Genesungsbegleitern
- Die Möglichkeiten und Grenzen der Genesungsbegleiter
- Die Bedeutung des Dialogs für die Implementierung von Genesungsbegleitung

Auch die Beteiligung von psychiatrieerfahrenen Menschen als Teilnehmende an anderen Fortbildungen kann eine enorme Bereicherung sein. Inhalte werden so auch aus Betroffenensicht reflektiert und können in die Diskussion einfließen. Fortbildungen zu Themen wie Neuroleptika, Beziehungsarbeit, Zwang oder Diagnostik erhalten eine neue Dimension und gewinnen an Tiefe und Breite.

Auswertung der Fortbildungen und Workshops

Im Anschluss eines Workshops zum Einsatz von Genesungsbegleitern ist der Auseinandersetzungsprozess fortzusetzen. Im Team sollte darüber reflektiert werden, welche Barrieren auftreten können und in welcher Weise Peersupport den Arbeitsalltag bereichern kann.

Anregungen zur Reflexion

- Wird unsere Organisation von der Arbeit mit Genesungsbegleitern profitieren?
- Was sind die Vor- und Nachteile?
- Welche Art von Widerstand kann erwartet werden?
- Gibt es eine angemessene Basis innerhalb der Organisation, um die Herausforderung der Zusammenarbeit mit Erfahrungsexperten anzunehmen?

Dies ist ein wichtiger Moment im Prozess, denn eine Entscheidung muss getroffen werden. Sollen in der Organisation Genesungsbegleiter eingestellt werden? Ist die Organisation für diesen Schritt bereit?

Und ist die Atmosphäre innerhalb der Organisation positiv genug, um diesem Vorhaben eine Chance zu geben?

Psychiatrieerfahrene Menschen in die Gremienarbeit einbeziehen

Aktuelle oder ehemalige Nutzerinnen der Organisation, Angehörige und Genesungsbegleiter können an verschiedenen Gremien wie Qualitätszirkeln, Zukunfts- und Planungsgruppen beteiligt werden. In England ist es üblich, dass Betroffene bei Vorstellungsgesprächen hinzugezogen werden, um die Bewerberinnen und Bewerber auf ihre Recoveryorientierung hin zu prüfen. Die Einbeziehung von psychiatrieerfahrenen Menschen und die Berücksichtigung ihrer Sichtweisen ermöglicht eine bessere Nutzerorientierung in der Organisation und ihren einzelnen Angeboten. So hält der stellvertretende Geschäftsführer der Malteser-Johanniter-Johanneshaus GmbH aus Siegburg fest:
»Deswegen sitzt bei uns eine EX-IN Kraft im zentralen Qualitätszirkel. Dort werden die Ergebnisse aus den unterschiedlichen Qualitätszirkeln noch einmal aufbereitet, kritisiert, konkretisiert, gegebenenfalls ergänzt und verabschiedet. Das ist auch wichtig, um sicherzustellen, dass diese tollen Formulierungen, die wir Profis mitunter kreieren, in eine für alle Beteiligten verständliche Sprache weiterentwickelt werden.« (Jahnke 2014, S. 66 f.)

EX-IN-Praktika

Die Aufnahme von Praktikantinnen und Praktikanten, die eine EX-IN-Ausbildung absolvieren, kann ein erster Schritt der Peerarbeit sein. Die EX-IN-Praktika dauern in der Regel zwischen 40 und 120 Stunden, können sich aber auch über einen größeren Zeitraum erstrecken. Gerade die längeren Praktika bieten die Möglichkeit, Neues auszuprobieren. Die Praktikantinnen und Praktikanten können beispielsweise gemeinsam mit Kolleginnen und Kollegen Gruppen anbieten, durch ihre Reflexionen Teamsitzungen bereichern oder in

Kooperationsgesprächen neue Aspekte einbringen. Hierzu ist es wichtig, sie in das Team einzubinden und an Teamsitzungen und Besprechungen zu beteiligen. Zur Vorbereitung kann den Mitarbeitenden ein Infoblatt ausgeteilt werden.

INFOBLATT **EX-IN-Praktika**

Das erste Praktikum, das während der Basismodule stattfindet, hat den Charakter eines Schnupperpraktikums. Ziel ist es, Arbeitsbereiche der psychiatrischen Versorgung kennenzulernen und das Expertenwissen bei der Praxisstelle einzubringen. Auf diese Weise lernen die angehenden Genesungsbegleiterinnen und -begleiter, »auf der anderen Seite« zu stehen und sich in der neuen Rolle zurechtzufinden.

Während der Aufbaumodule sollen die Praktikantinnen und Praktikanten ihre Fähigkeiten erproben und ein aktives Angebot der Genesungsbegleitung machen. Hierzu können sie beispielsweise in einer Recoverygruppe mithelfen, ein Beratungsangebot machen, Kooperationstreffen mitgestalten oder mit Klientinnen und Klienten Krisen- und Recoverypläne erstellen. Bei der Begleitung der EX-IN-Praktikantinnen und -Praktikanten ist es wichtig, eine feste Ansprechperson zu bestimmen, die für aktuelle Fragen zur Verfügung steht und ein Abschlussgespräch führt.

Vor den Praktika sind folgende Punkte zu klären:
- Welches Team ist geeignet und bereit, den Praktikanten aufzunehmen?
- Welche Aufgaben soll der Praktikant übernehmen?
- In welche Bereiche soll der Praktikant einbezogen werden?
- Welche Herausforderungen können auf den Praktikanten zukommen?
- Wie sollen die Arbeitszeiten geregelt sein?
- Wer übernimmt die Einarbeitung und hat dafür Zeit?
- Wie wird der Praktikant den Klientinnen, Kollegen und Kooperationspartnern vorgestellt?

In den Praktika können sich Teams und angehende Genesungsbegleiter kennenlernen und erste Erfahrungen mit dem neuen Konzept sammeln. Nicht selten entstehen aus ihnen Anstellungsverhältnisse. Um geeignete Kandidaten zu finden, sollten sich interessierte Teams oder die Leitung der Organisation bei den Ausbildungsträgern melden. Die Bewerberinnen und Bewerber können in die Mitarbeiterversammlung

oder in eine Teamsitzung eingeladen werden. Ebenso empfiehlt es sich, einen schriftlichen Praktikumsvertrag aufzusetzen.
Erste Berührungen mit dem EX-IN-Konzept ermöglicht auch das Ausbildungsmodul »Trialog« (siehe S. 43). An den EX-IN-Ausbildungsstandorten nehmen zu diesem Modul Angehörige und Fachkräfte aus der Psychiatrie an einer Trialogsitzung teil.

Die Rolle der Genesungsbegleiter

Organisationen, die noch nie mit Genesungsbegleitern gearbeitet haben, sollten sich zunächst mit der Rolle der Peerspezialisten vertraut machen. Dies ist wichtig, um das Team optimal auf die Zusammenarbeit vorzubereiten, Missverständnissen vorzubeugen und den bestmöglichen Nutzen aus der Peerarbeit ziehen zu können. Besprochen werden sollten sowohl die Funktion der Genesungsbegleiter als auch konkrete Aufgabenfelder, die sie in der jeweiligen Organisation übernehmen sollen. Im Mittelpunkt steht die Überlegung, wie der Dialog innerhalb der Organisation gestärkt werden kann.

Anregungen zur Reflexion

- In welcher Funktion können die Genesungsbegleiter arbeiten?
- Wie kann ein ausreichender Dialog innerhalb der Organisation herbeigeführt werden, sodass der Einsatz von Genesungsbegleitern optimal genutzt werden kann?
- Welche Aufgaben werden die Genesungsbegleiter haben?
- Wo können die Genesungsbegleiter innerhalb der Organisation eingesetzt werden?

Die EX-IN-Ausbildung

Um die Einsatzbereiche und das Aufgabenspektrum der Peerspezialisten besser einschätzen zu können, wird in diesem Unterkapitel die Ausbildung zu Genesungsbegleitern vorgestellt. Die Arbeitsweise der Psychiatrie-Erfahrenen zeichnet sich insbesondere durch ihre Krisen- und Bewältigungserfahrung aus, die sie umfassend als Wissensquelle nutzen. Die Genesungsbegleiter sind durch ein spezielles Programm (EX-IN) ausgebildet, das die Erfahrung reflektiert und hilfreiche Methoden und Kenntnisse liefert. Der Ausbildungsplan ⤓ ist als Download verfügbar.

Die Finanzierung der EX-IN-Ausbildung ist nach wie vor ein Problem. Bei einigen Fortbildungsträgern können Teilnehmende, die Leistungen von der Agentur für Arbeit beziehen, Bildungsgutscheine einsetzen. Einige können das Persönliche Budget nutzen, wieder andere werden von ihren (zukünftigen) Arbeitgebern finanziell unterstützt. Dennoch gibt es leider immer noch einige, die die Ausbildung aus der eigenen Tasche bezahlen und das Geld von der Grundsicherung absparen müssen.

Die EX-IN-Ausbildung umfasst etwa dreihundert Seminarstunden und dauert inklusive Praktika, Portfolioarbeit, Selbststudium, begleiteter Kleingruppen und Supervision ungefähr ein Jahr. In dieser Zeit erhalten die Teilnehmenden nicht etwa eine Kurzausbildung in psychiatrischer Assistenz, sondern sie werden vielmehr zu Genesungsbegleitern qualifiziert.

Menschen, die psychische Krisen durchlebt haben, verfügen über einen reichen Schatz an Erfahrungen, der zu einem erweiterten Verständnis psychischer Erschütterungen und zu neuem Wissen über genesungsfördernde Faktoren führen kann. Diesen Schatz gilt es, als Kompetenz nutzbar zu machen. Mit dem Begriff »Erfahrungswissen« deutet sich zugleich der Anspruch der EX-IN-Ausbildung an. Es geht um die Perspektiven und die Verstehens- und Handlungskonzepte von Expertinnen und Experten aus Erfahrung. Das Ziel der Kurse ist es, Wir-Wissen zu entwickeln.

Am Anfang steht immer die individuelle Erfahrung mit seelischen Erschütterungen. Diese bezieht sich auf die Reaktionen der Umwelt, die Behandlung und Betreuung im psychiatrischen Versorgungssystem, die Bewältigung von Krisen und die Suche nach Sinn. Erfahrungen gemacht zu haben, bedeutet aber nicht automatisch, auch etwas verstanden zu haben – etwas zu wissen. Im EX-IN-Kurs entsteht Wissen durch die Reflexion, d. h. durch das Betrachten, Beschreiben und Einordnen von Erfahrung. Diese Ebene wird Ich-Wissen genannt und ist zunächst etwas Persönliches.

ABBILDUNG 2 Ich-Wissen (UTSCHAKOWSKI 2013)

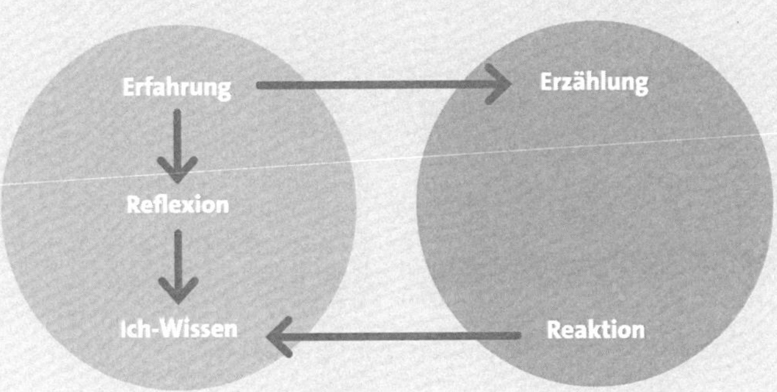

Das Ich-Wissen entwickelt sich über das Mitteilen weiter. Bei dem Versuch, Erfahrungen und Wissen jemand anderem verständlich zu machen, und über die Reaktion des anderen wie Nachfragen oder Zustimmung formt sich mein Ich-Wissen. Es verfeinert und differenziert sich. Das Ich-Wissen allein reicht jedoch nicht aus, um als Expertin oder Experte aus Erfahrung tätig zu werden, denn es birgt die Gefahr, nur von sich selbst auszugehen: »Was mir geholfen hat, wird dir auch helfen.« Daher ist es erforderlich, die eigene Perspektive zu erweitern und Wir-Wissen aufzubauen. Es gilt zu überlegen, welche Haltungen und Strukturen für Menschen in psychischen Krisen hilfreich sein können.

Ein erster Bereich des Wir-Wissens ergibt sich in den EX-IN-Kursen über den Austausch von Ich-Wissen. Unabhängig von den Symptomen und der genannten Diagnose können die Teilnehmenden fast immer auf gemeinsame Erfahrungen zurückgreifen. Zu diesen gehören Erfahrungen mit Stigmatisierung und Selbststigmatisierung, Gefühle von Scham und Schuld, bestimmte Schritte im Empowermentprozess und vieles mehr.

ABBILDUNG 3 Wir-Wissen (I) (UTSCHAKOWSKI 2013)

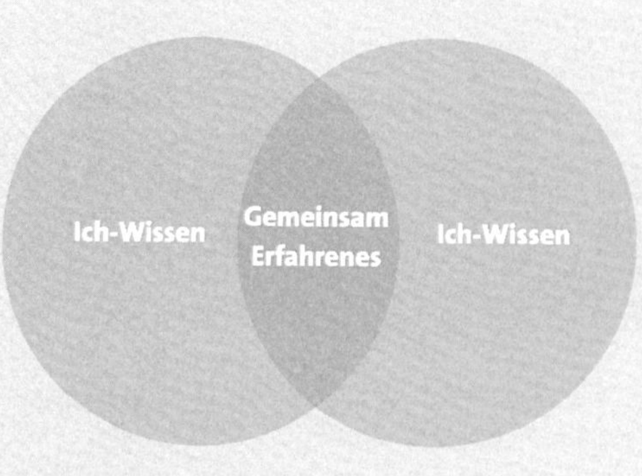

Wir-Wissen entwickelt sich aber nicht nur über das, was an gemeinsamem Erfahrungshintergrund entdeckt wird, sondern auch über gemeinsam gemachte Erfahrungen im Kurs. Wenn die Teilnehmenden erleben, dass sie offen über ihre seelische Erschütterung sprechen können, sie merken, dass auch andere ihre Erfahrungen teilen, oder sie als Expertin oder Experte in eigener Sache einen Vortrag über die Entstehung, den Verlauf und die Bewältigung ihrer seelischen Erschütterung halten, dann entstehen neue Erfahrungsräume, die Bestandteil des Wir-Wissens werden können. Während des immer intensiveren Austausches unter den Teilnehmenden bildet sich im Verlauf des Kurses ein immer tieferes Verständnis von den Erfahrungen anderer. Phänomene, die ich nicht selbst erlebt habe, kann ich so verstehen lernen, durchdringen und erkennen. Dadurch vergrößert sich der Bereich des Wir-Wissens.

BBILDUNG 4 Wir-Wissen (II) (Utschakowski 2013)

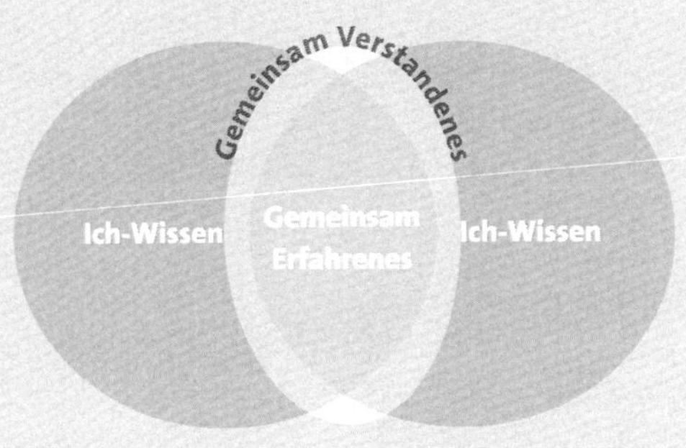

Gleichzeitig offenbaren sich aber auch Dinge, die sich nicht erschließen lassen, die nicht gemeinsam verstanden werden können. Die Kenntnis über das nicht Verstandene ist ein wichtiger Bestandteil des Erfahrungsschatzes, denn sie zeigt mir meine Grenzen, meine blinden Flecke und möglicherweise die Bereiche auf, in denen ich für andere nicht hilfreich sein kann.

In dem Basiskurs setzen sich die Teilnehmenden zunächst anhand verschiedener Schwerpunkte mit ihren Erfahrungen auseinander.

TABELLE 1 **Basismodule** (nach dem Curriculum des EX-IN Deutschland e.V. 2007)

Thema	Inhalt
Gesundheitsfördernde Haltungen	In diesem Modul entwickeln die Teilnehmenden ein eigenes Verständnis von Gesundheit und entdecken es als einen entscheidenden Teil im Leben und im Prozess der Genesung. Möglichkeiten und Strategien zur Verbesserung von Gesundheit und Wohlbefinden werden ausgetauscht, erkundet und verstanden. Ein weiteres Schwerpunktthema ist die Salutogenese, die Wissenschaft von der Entstehung und Erhaltung von Gesundheit.
Empowerment	Entscheidungsmacht zu haben oder machtlos zu sein, ist eines der Kernthemen im Zusammenhang mit seelischen Erschütterungen. Es folgt eine Auseinandersetzung mit »erlernter Hilflosigkeit« und verschiedenen Empowermentkonzepten. Zentrale Fragen sind: Wie verliere ich im Zusammenhang mit seelischen Erschütterungen und psychiatrischer Behandlung Entscheidungsmacht? Wie gewinne ich Macht und Verantwortung für mein Leben zurück?
Erfahrung und Teilhabe	In diesem Modul geht es darum, wie Erfahrungen mit der seelischen Erschütterung, dem sozialen Umfeld, dem psychiatrischen Hilfesystem und den Selbsthilfemöglichkeiten psychische Krisen und den Umgang damit beeinflussen. Zentrale Fragen sind: Wie hat sich der Blick auf die seelische Erschütterung im Laufe der Zeit verändert? Wie hat sich die Sicht von dem, was hilfreich ist und was nicht, verfeinert? Welche Strategien helfen, das zu bekommen, was ich brauche? Anhand der gemeinsamen Auseinandersetzungen mit diesen Fragen lernen die Teilnehmenden unterschiedliche individuelle und kollektive Bewältigungsstrategien für psychisches Leid kennen. Sie üben, differenzierter mit psychiatrischen Institutionen umzugehen und besser mit den gesellschaftlichen Reaktionen auf seelische Erschütterungen zurechtzukommen.

TABELLE 1 Fortsetzung

Thema	Inhalt
Recovery	Der Recoveryansatz ist aus der Erfahrung entstanden, dass Menschen auch nach sehr langen und schweren Krankheitsverläufen genesen können. Recovery stellt nicht die Erkrankung und die Behandlung von Symptomen, sondern die Förderung der eigenen Lebensqualität in den Mittelpunkt. In diesem Modul geht es um die individuelle und gemeinschaftliche Reflexion der eigenen Genesungsgeschichte und die der anderen. Zentrale Themen sind Hoffnung und Sinn.
Trialog	Ziel des Trialogmoduls ist es, die Teilnehmenden mit der Theorie und Praxis des Trialogs vertraut zu machen. Innerhalb des Moduls wird ein Trialogseminar mit Gästen durchgeführt. Die Teilnehmenden lernen, die eigene Perspektive als Psychiatrie-Erfahrener im Verhältnis zu der von Angehörigen und Professionellen zu sehen, die Subjektivität jeder der drei Perspektiven zu erkennen und die Vielfalt zwischen und innerhalb der drei Gruppen zu respektieren.
Schnupperpraktikum	Das Schnupperpraktikum während der Basismodule dient hauptsächlich dem Rollenwechsel vom Nutzer zum Mitarbeiter in psychiatrischen Diensten. Zentrale Fragen sind: Wie oute ich mich mit meinem Erfahrungshintergrund gegenüber Kolleginnen und Klienten? Auf welchen »Stuhl« setze ich mich, auf den der Mitarbeiter, auf den der Klienten, dazwischen oder auf einen dritten? Treten Loyalitätskonflikte auf? Am Ende des Praktikums werden die Erfahrungen in einem Bericht reflektiert und im Kurs besprochen.

Im Zentrum des zweiten Teils des Kurses steht die Tätigkeit als Genesungsbegleiter. Die Aufbaumodule beschäftigen sich mit Methoden und Aufgaben der Peerarbeit:

TABELLE 2 **Aufbaumodule** (nach dem Curriculum des EX-IN Deutschland e. V. 2007)

Thema	**Inhalt**
Assessment	Ein wichtiges Element der Ausbildung ist die ganzheitliche Bestandsaufnahme. Das Modul setzt sich hierzu mit recoveryorientierten Methoden und Instrumenten zum Assessment von Erfahrungen und Ressourcen auseinander. Weitere Inhalte sind die Planung von Entwicklungsschritten und den damit verbundenen Unterstützungsbedarfen. Dabei geht es in erster Linie darum, den Betroffenen zu helfen, ihre Gedanken zu ordnen, ihren Erfahrungen eine Bedeutung zu geben und selbst mehr Klarheit zu gewinnen.
Selbsterforschung	Dieses Modul behandelt die Frage, ob die seelische Erschütterung und die damit verbundenen Phänomene oder Symptome eine Bedeutung haben. Gleichzeitig wird gezeigt, wie es gelingen kann, mit ihnen umzugehen und sie zu steuern, statt von ihnen gesteuert zu werden. Inhalte des Moduls sind: • verständlich über die eigenen Erfahrungen zu sprechen und sie niederzuschreiben, • sich mit den verschiedenen Diagnosen und individuellen Erklärungsmodellen der Teilnehmenden vertraut zu machen, • andere bei der Selbsterforschung durch Interviews zu unterstützen. Häufig werden in diesem Modul Referate über die eigene Diagnose, Symptome und Krisenerfahrungen aus Sicht der Teilnehmenden als Experten in eigener Sache vorbereitet, zu Hause weiterentwickelt und in den folgenden Modulen präsentiert.
Fürsprache	Unabhängige Betroffenenfürsprache ist eine Möglichkeit, sicherzustellen, dass die Anliegen eines Nutzers psychiatrischer Dienste bei der Entscheidungsfindung berücksichtigt werden. Dazu gehört es, verschiedene Wahlmöglichkeiten aufzuzeigen, die Nutzerinnen und Nutzer über ihre Rechte aufzuklären und sich für die Respektierung der Rechte einzusetzen. Grundlage hierfür ist die Reflexion von Situationen, in denen die Teilnehmenden nicht in der Lage waren, sich selbst zu vertreten, um hilfreiche Haltungen und Ansätze der Fürsprache zu identifizieren. Das Modul informiert über Patienten- und Nutzerrechte, aktives Zuhören sowie Gesprächs- und Verhandlungsführung.
Beraten und Begleiten	In diesem Modul reflektieren die Teilnehmenden ihre eigene Erfahrung mit Unterstützung und hilfreichen Beziehungen sowie mit zugrundeliegenden Methoden und Haltungen. Darüber hinaus werden Grundlagen der unterstützenden Kommunikation und Beziehungsarbeit im Rahmen von Genesungsbegleitung vermittelt und erprobt. Die Teilnehmenden beschäftigen sich mit ihrem Unterstützungsstil, ihren Stärken und Schwächen sowie den eigenen Möglichkeiten und Grenzen.
Krisenintervention	Inhalte des Moduls »Krisenintervention« sind: • Konflikt- und Krisensituationen einschätzen zu können, • vor, während und nach einer Krise Klienten bei der Krisenbewältigung zu unterstützen, • ressourcen- und recoveryorientiert in Krisen zu agieren, • deeskalierend auf Personen einzugehen,

TABELLE 2 Fortsetzung

Thema	Inhalt
Krisenintervention	• Hilfs- und Ressourcennetzwerke einzubeziehen, • selbstachtsam seine eigenen Grenzen zu erkennen.
Lernen und Lehren	Eine wichtige Aufgabe von Expertinnen und Experten aus Erfahrung ist es, sich an Qualifizierungs- und Informationsvorhaben zu beteiligen. Das reflektierte Erfahrungswissen kann genutzt werden, um andere Psychiatrie-Erfahrene fortzubilden, aber auch Angehörige zu informieren oder Fachkräfte dabei zu unterstützen, ihre Angebote nutzer- und bedarfsorientierter auszurichten. Dies kann auf Tagungen, bei Informationsveranstaltungen oder in Teamsitzungen erfolgen. In diesem Modul geht es darum, Klarheit zu gewinnen, wie die Teilnehmenden über ihre Erfahrungen sprechen wollen. Es gilt zu überlegen, in welchen Rahmen die »Wohnzimmerversion« passt und wo die »Marktplatzversion« angemessen ist. Die eigene Geschichte oder die eigenen Sichtweisen und Erklärungsmodelle sind dabei interessant und dem Publikum angemessen zu präsentieren. Daher beschäftigen sich die Teilnehmenden auch mit dem Aufbau und der Strukturierung von Präsentationen, um Sicherheit beim Sprechen vor Gruppen zu bekommen.
Aufbaupraktikum	Während der Aufbaumodule sollen die Teilnehmenden im Praktikum ihre Fähigkeiten und ihr Wissen erproben und aktiv Genesungsbegleitung praktizieren. Inhalte der Nachbetrachtung sind: • wie gut es gelungen ist, die eigenen Qualitäten einzusetzen, • wie kompetent sich die angehenden Genesungsbegleiter erlebt haben, • wie gut sie mit Kolleginnen und Klienten in Kontakt gekommen sind und welches Feedback sie bekommen haben, • welche Kompetenzen sie ausbauen möchten und welche sie sich noch aneignen müssen.
Portfolio	Bei der Erstellung eines Portfolios geht es um eine schriftliche Ausarbeitung und Sammlung. Dies wird in der Regel in gesonderten Portfoliogruppen vorbereitet und in Hausarbeit erstellt. Das Portfolio dient dazu, sich der eigenen Möglichkeiten, Stärken und Ziele bewusst zu werden und in der Lage zu sein, am Ende des Kurses das eigene professionelle Profil beschreiben zu können. In Verbindung mit den Praktika und den Kursinhalten sollen die Teilnehmenden genau benennen können, in welchem Arbeitsfeld, mit welchen Aufgaben und in welchem Zeitumfang sie am Ende der Ausbildung arbeiten möchten.
Abschluss	Am Ende des Kurses stellen die Teilnehmenden ihren Entwicklungsprozess dar, indem sie zeigen, dass sie einen besonderen Bezug zu ihren Erfahrungen entwickelt haben und ihr Erfahrungswissen fortan anwenden können. Nun können sie: • benennen, wie sie mit ihrem Erfahrungswissen arbeiten wollen, • ein klares Bild ihrer Qualitäten und Möglichkeiten präsentieren, • über die Kursinhalte reflektieren und benennen, was wertvoll für sie war und warum, • deutlich machen, inwiefern der Kurs ihre Sichtweise beeinflusst hat.

Die Funktion von ausgebildeten Genesungsbegleitern

Genesungsbegleiter können verschiedene Arbeitsfelder in einer Organisation besetzen. An dieser Stelle wird ein professionelles Kompetenzprofil beschrieben, das die Funktionen von Peerspezialisten erfasst. Gleichzeitig zeigt es die erforderlichen Fähigkeiten und Qualitäten auf, um die Tätigkeit bestmöglich ausüben zu können. Natürlich wird dieser Prototyp eines Genesungsbegleiters nur selten zu finden sein. Peerspezialisten haben in der Regel die EX-IN-Ausbildung erfolgreich abgeschlossen und verfügen über vielfältige Kompetenzen, die aber von Person zu Person unterschiedlich gewichtet sind. Wie die meisten Berufstätigen werden sie im Laufe ihrer Karriere zunehmend Wissen, Fähigkeiten und Kompetenzen erwerben.

Es sind drei Ebenen zu unterscheiden, in denen Genesungsbegleiter je nach ihren individuellen Fähigkeiten in einer Organisation eingesetzt werden können. Sie können in direktem Kontakt mit den Hilfesuchenden, im Dialog mit den Mitarbeitenden oder im Austausch mit dem Management stehen.

Die drei Einsatzebenen von Genesungsbegleitern

- **Ebene 1:** Eine der Kernaufgaben von Genesungsbegleitern ist der direkte Kontakt mit den Hilfesuchenden. Hier sollen der Zugang der Klienten zu den Angeboten sowie die Angebote selbst hinsichtlich Recovery und Empowerment verbessert werden.
- **Ebene 2:** Die Genesungsbegleiter treten in einen Dialog mit den Mitarbeitenden, um den Kontakt und die Orientierung zu den Klienten zu verbessern.
- **Ebene 3:** Im Austausch mit dem Management und den Gremien haben die Genesungsbegleiter die Aufgabe, Recovery und Empowerment in der gesamten Organisation in ihren Abläufen und Regeln zu fördern.

Auf der ersten Ebene können Expertinnen und Experten aus Erfahrung folgende Funktionen erfüllen:

Modell des »Lichts am Ende des Tunnels«: Durch den Kontakt mit den Peerspezialisten erfahren Klientinnen und Klienten am lebendigen Beispiel, dass Genesung möglich ist und man seine eigene Situation beeinflussen kann. Das gibt Hoffnung und bestärkt sie darin, nicht aufzugeben, sondern sich der schwierigen Situation zu stellen: »Wenn der da rausgekommen ist, kann ich es auch schaffen!«

Überzeugendes Cheerleading: Viele Betroffene finden die Zuversicht von Genesungsbegleitern glaubhafter als die des übrigen Teams. Da die Erfahrungsexperten schon einmal an genau dem Punkt waren, an dem die Klientinnen und Klienten gerade sind, und ihnen die Genesung bereits gelungen ist, können diese ihre ermutigenden Worte leichter annehmen.

Praktische Unterstützung: Durch selbst gemachte Erfahrungen und den Austausch mit anderen Genesungsbegleitern während der Ausbildung können Peerspezialisten praxisbezogene Informationen und Unterstützung für verschiedene Angelegenheiten anbieten. Sie können beispielsweise Tipps geben, wie man mit Stimmenhören umgeht, Selbstverletzungen vermeidet oder eine Ärztin findet, die der Reduzierung von Medikamenten offen gegenübersteht.

Dieselbe Sprache: Für viele Hilfesuchende ist es einfacher, mit Genesungsbegleitern zu sprechen, als mit anderen Mitarbeitenden, da sie ähnliche Erfahrungen gemacht haben. Sie kennen das »Thema« und können sie daher viel besser verstehen.

Der Sinn psychischer »Störungen«: Genesungsbegleiter wissen von einer Vielzahl von Konzepten, die eine Verbindung zwischen »Störungen«, Lebensereignissen und Sinn herstellen. Oft hilft dies den Betroffenen, ihre Phänomene auf neue Art und Weise wahrzunehmen. In der jüngst veröffentlichten Multicenterstudie zum subjektiven Sinn von Psychosen konnte die Mehrheit der Teilnehmenden ihre Psychose-Erfahrung in einen sinnstiftenden Zusammenhang stellen und konstruktive Auswirkungen erkennen (Koschinsky 2014).

Schwellenangst vermindern: Menschen mit psychischen Erkrankungen fühlen sich durch Menschen, die sich in einer ähnlichen Situation befanden, weniger beurteilt. Allein die Anwesenheit von Genesungsbegleitern innerhalb einer Organisation reicht oft schon aus, um die Schwellenangst zu vermindern. Betroffene wagen es eher, an die Organisation heranzutreten, wenn sie wissen, dass dort jemand ist, der sie versteht.

Emotionale Unterstützung: Genesungsbegleiter unterstützen Menschen, indem sie ihnen Selbstachtung verschaffen und sie aufbauen. Gleichzeitig zeigen sie ihnen Wege auf, wie sie ihr Leben wieder besser in den Griff bekommen und bewusster wahrnehmen können.

In Verbindung bleiben: Peerspezialisten stellen gemeinsam mit den Klientinnen und Klienten sicher, dass sie selbst mitarbeiten, mit der Situation der Hilfesuchenden verbunden bleiben und bei der Lösung von Problemen und Fragen einbezogen sind. Dies ist eines der wichtigsten Elemente des Peersupports.

Soziale Integration, Inklusion und Kontakte in die Gemeinde: Ob in der Integrierten Versorgung, im Klinikum oder im Betreuten Wohnen – oft kommt den Genesungsbegleitern die Aufgabe der Milieugestaltung und der Kontaktaufnahme mit dem sozialen Umfeld zu. Zum Teil nutzen sie eigene Verbindungen zu Netzwerken, Selbsthilfegruppen, offenen Treffs, Tafeln oder Initiativen. Sie begleiten die Klientinnen und Klienten, um ihnen die Schwellenangst zu nehmen und sie einzuführen. Genesungsbegleiter kennen das Gefühl von Isolation und mangelndem Selbstvertrauen nach Krisen und können die Hilfesuchenden emotional bei der (Wieder-)Aufnahme von Beziehungen unterstützen.

BEISPIEL Dr. Thomas Ihde-Scholl, Chefarzt Psychiatrische Dienste der Spitäler Frutigen, Meiringen und Interlaken berichtet: »Bereits seit längerem betreute ich einen jungen Mann, der sein Haus kaum noch verließ, da er eine gefährliche Strahlung in der Luft wahrnahm. Die ärztliche Betreuung durch mich erlebte er als unterstützend, aber gegen seine Angst, das Haus zu verlassen, halfen weder die psychotherapeutische Begleitung noch verschiedene Antipsychotika. Er hatte sich zwar damit arrangiert, dass sein Bewegungsraum so eingeschränkt war, wurde aber doch immer wieder traurig, wenn er an all das Verpasste dachte. Während des zweiten Besuchs durch eine Genesungsbegleiterin wagte er den Schritt nach draußen und merkte erstmals, dass die von ihm bisher wahrgenommene Strahlung nun nicht mehr da war. Mit mir war er ebenfalls draußen gewesen, war aber jeweils so mit der Angst beschäftigt, dass er sich gar nicht auf seine eigene Wahrnehmung konzentrieren konnte. Ein wunderbares Erlebnis für uns drei.« (IHDE-SCHOLL 2014, S. 7) ×

Die zweite Ebene widmet sich speziell der Interaktion zwischen den Mitarbeitenden und den Klientinnen und Klienten. Hierbei können Peerspezialisten folgende Funktionen übernehmen:

Dolmetscher: Genesungsbegleiter können aufgrund ihres eigenen Erfahrungshintergrundes nachvollziehen, was es heißt, an einer psychischen Erkrankung zu leiden und eine andere Wirklichkeit zu erleben. Auf diese Weise können sie den Kolleginnen und Kollegen vermitteln, worum es bei den unterschiedlichen Erlebniswelten geht, warum Hilfesuchende sich so verhalten und bestimmte Entscheidungen treffen. Sie können sich in die Betroffenen besser einfühlen und sagen, was beängstigt, misstrauisch macht und in einer Klientin vorgeht, auch wenn sie nicht darüber spricht.

Funktion der Brückenbildung: Aufgrund von Misstrauen, Vorurteilen und Missverständnissen ist die Kommunikation zwischen Mitarbeitenden psychiatrischer Dienste und den Betroffenen oftmals beeinträchtigt. Durch das Vertrauen, das die Erfahrungsexperten sowohl bei den Kolleginnen als auch bei den Klienten genießen, können sie die beiden Seiten einander näherbringen. Dies kann dazu beitragen, dass die Unterstützungsleistungen besser gestaltet werden und die Betroffenen sie leichter annehmen können.

Auf der dritten Ebene liegt der Schwerpunkt mehr auf dem Kontakt zwischen den Genesungsbegleitern und der Organisation. Peerspezialisten haben dann häufig folgende Funktionen inne:

Individualisierung der Unterstützung: In vielen psychiatrischen Diensten wird zwar nach personenzentrierten Ansätzen gearbeitet, die Angebote sind aber dennoch zu wenig flexibel. Vielfach sind die Abläufe schon im Voraus formuliert, decken sich nicht wirklich mit den Interessen der Klientinnen und Klienten und verfehlen so ihr Ziel. Peerspezialisten können die Mitarbeitenden einer Organisation dabei unterstützen, geeignete Strategien, Vorgehensweisen und Leitfäden zu entwickeln. Hierzu erarbeiten sie mit den Betroffenen deren Wünsche und Bedürfnisse. Aus diesen lassen sich individuelle Ziele formulieren, an denen sich die Hilfen orientieren können.

Impulse für die Qualitätssicherung: Aktuelle Ansätze eines leitzielorientierten Qualitätsmanagements berücksichtigen zunehmend die Perspektive von Psychiatrie-Erfahrenen und Angehörigen. Ein trialogisches Verständnis gehört zur grundlegenden Kommunikations- und Handlungskultur. Genesungsbegleiter können einen wichtigen Beitrag zur kontinuierlichen Verbesserung aller Beratungs-, Behandlungs- und Hilfeprozesse leisten.

BEISPIEL Stephan Hekermann, Geschäftsführer von »Zukunft Leben«, einem Träger für ambulant Betreutes Wohnen, berichtet: »Heute berät Frau Westphal eher die Kollegen; sie hilft in der Geschäftsführung; sie organisiert interne Fortbildungen; sie nimmt an Hilfeplangesprächen teil. Also ich würde sagen, das ist eher eine Stabsstelle, statt eine klassische Genesungsbegleiterstelle. Dies hat sich für unser Unternehmen bisher sehr bewährt.« (JAHNKE 2014, S. 48) ×

In einer Teamsitzung sollte reflektiert werden, durch welche organisatorischen Maßnahmen die Nutzerorientierung verbessert werden kann und wie Peerspezialisten mit größtmöglichem Gewinn eingesetzt werden können. Dies bietet zugleich die Chance, unrealistische Vorstellungen frühzeitig zu erkennen und anzusprechen.

Anregungen zur Reflexion

- Wenn wir unsere Organisation insgesamt betrachten, wo ist der Genesungsbegleiter unserer Ansicht nach am nützlichsten?
- Wie sieht die Arbeitsplatzbeschreibung von Genesungsbegleitern innerhalb unserer Organisation aus?
- Welche Aufgaben ergeben sich aus der Arbeitsplatzbeschreibung für den Genesungsbegleiter?
- Sind die Erwartungen an den Genesungsbegleiter realistisch?

Die Aufgaben von Genesungsbegleitern

Die Funktion von Genesungsbegleitern muss in spezifische Aufgaben umgesetzt werden. Innerhalb der Organisation gilt es zu untersuchen, wie Peerspezialisten ihre Rolle bestmöglich erfüllen können.
Eine Stellenbeschreibung ermöglicht es, Arbeitsprozesse klar zu strukturieren. Gleichzeitig ist sie ein wichtiges Instrument, um an Informationen zu gelangen. Ein Vergleich von Arbeitsplatzbeschreibungen gibt Aufschluss darüber, welche Felder in einer Organisation besetzt sind, inwiefern sich die Tätigkeit der Genesungsbegleiter von der des übrigen Teams unterscheidet und ob Aufgaben mehrfach vergeben wurden. Expertinnen und Experten aus Erfahrung gewinnen durch die Stellenbeschreibung ein Gefühl von Sicherheit – sie klärt die Erwartungshaltung, grenzt den Handlungs- und Entscheidungsspielraum ein und kann vor einer zu niedrigen Eingruppierung schützen. Sollten Peerspezialisten nicht in die Aufgabenbeschreibung einbezogen worden sein, empfehlen wir folgende Schritte:

- Legen Sie anfänglich keinen fixen Aufgabenplan fest. Bei der Einstellung sollten die Genesungsbegleiter eine Übersicht erhalten, die es ihnen ermöglicht, sich mit der gesamten Organisation vertraut zu machen. Stecken Sie anschließend die Aufgabengebiete gemeinsam ab.
- Die jeweiligen Aufgaben sind in einem Aufgabenplan so zu beschreiben, dass die Erwartungen, die mit der Einstellung verbunden sind, von den Peerspezialisten umgesetzt werden können. Hierbei ist darauf zu achten, dass die Aufgaben nicht zu hohe oder zu niedrige Anforderungen stellen. Dürfen die Genesungsbegleiter beispielsweise nur hoffnungslose Fälle übernehmen? Oder sind sie allein dafür vorgesehen, ihre Arbeitszeit mit den Klienten in Wartezimmern von Ämtern zu verbringen?
- Gleichzeitig sollte der Aufgabenplan so flexibel gestaltet sein, dass er in regelmäßigen Abständen mit den Genesungsbegleitern überarbeitet und gegebenenfalls geändert werden kann.

BEISPIEL Ein ambulanter psychiatrischer Pflegedienst hat Probleme mit der Arbeit einer Genesungsbegleiterin. Frau Klein ist in ihrem Team sehr beliebt und liefert in Teamsitzungen und Fallbesprechungen gute, bereichernde Beiträge. In der letzten Zeit fällt sie jedoch immer wieder aus. Die Kollegen müssen ihre Touren mitfahren und sind unzufrieden mit der zusätzlichen Belastung. Ein gemeinsames Gespräch gibt Klarheit über ihre Gefühle. Die Genesungsbegleiterin ist durch den Zeitdruck bei den Klientenbesuchen gestresst. Sie hat Angst, nicht alle Termine zu schaffen, und ist unzufrieden mit ihrer Arbeit. Hinzu kommt das Gefühl, den Hilfesuchenden nicht gerecht werden zu können und zu versagen. Die Leitung und das Team begreifen, dass sie ihre Qualitäten als Genesungsbegleiterin in der Arbeitsstruktur des »Tourenfahrens« nicht zur Geltung bringen kann. Fortan arbeitet sie im Krisenhaus des Pflegedienstes. ×

Eine im Vorfeld festgelegte Arbeitsplatzbeschreibung hat sowohl ihre Vor- als auch Nachteile. Einerseits ist es wichtig, das Jobprofil zu diskutieren, bevor ein Genesungsbegleiter in das Team integriert wird. Die beteiligten Parteien müssen eine Vorstellung davon haben, welche Ziele sie mit der Einstellung von Peers erreichen wollen. Das Profil ist unabhängig von dem jeweiligen Genesungsbegleiter definiert und gibt einen guten Überblick, was in der Zukunft von Peerspezialisten erwartet werden kann.

Andererseits sind die Genesungsbegleiter bei dieser Vorgehensweise nicht an der Erstellung der Arbeitsplatzbeschreibung beteiligt. Dadurch kann bereits zu Beginn ein Verständnisproblem entstehen. Es kann vermieden werden, indem die Peerspezialisten das endgültige Jobprofil noch einmal überprüfen, nachdem sie bereits einige Zeit gearbeitet und sich ein Bild von der Arbeitsweise der Organisation gemacht haben.

Anregungen zur Reflexion

- Wie sieht der Aufgabenplan von Genesungsbegleitern aus?
- Ist der Aufgabenplan für alle Beteiligten klar und transparent?
- Stellt der Aufgabenplan keine zu hohen oder zu niedrigen Anforderungen?
- Welche Kompetenzen sind erforderlich, um die Aufgaben gut zu erfüllen?
- Können die Genesungsbegleiter ihre Funktion als Erfahrungsexperten angemessen umsetzen?
- Gibt es ausreichende tägliche Aufgaben für die Genesungsbegleiter?
- Gibt es ausreichend Gelegenheit zum Dialog?

Für die Entwicklung der Arbeitsplatzbeschreibung können sich Leitungskräfte an verschiedene Organisationen wenden, die Genesungsbegleiter ausbilden oder die Peerarbeit fördern (siehe S. 76). Die Unterstützung ist dabei vielfältig. Sie kann Beratung und Feedback, Hilfe bei der Suche von Genesungsbegleitern, die Erstellung eines Aufgabenplans oder auch die Schulung von Mitarbeitenden umfassen. Zwei Muster von Arbeitsplatzbeschreibungen ⤓ sind im Anhang dieses Buches und in den Downloadmaterialien zu finden.

Die Position von Genesungsbegleitern innerhalb der Organisation

Viele Organisationen haben ein Organigramm, das die verschiedenen Funktionen innerhalb der Organisation darstellt. Sobald ein Erfahrungsexperte eine Funktion erfüllt, sollte auch er einen Platz im Organigramm erhalten. Es gilt abzuklären, welche Position der Genesungsbegleiter einnimmt und wie diese im Verhältnis zu anderen Kolleginnen und Kollegen verortet ist.

Anregungen zur Reflexion

- Welchen Platz bekommt der Genesungsbegleiter in unserem Organigramm?
- Wie ist die Position auf andere Kollegen bezogen?
- Entspricht dies unserer Auffassung von Gleichberechtigung bzw. Gleichstellung zwischen Kollegen?
- An welchen Beratungen, Besprechungen oder Arbeitsgruppen wird er im Zusammenhang mit seiner Position teilnehmen?

In einem persönlichen Gespräch können die Peerspezialisten nach einiger Zeit gefragt werden, wo sie sich selbst sehen und ob sie im Organigramm richtig verankert sind. Auf diese Weise kann die Arbeitsplatzbeschreibung kontrolliert und gegebenenfalls angepasst werden. Ebenso können die Wünsche der Peers und ihre Zukunftspläne besprochen werden.

Personalauswahl und Einstellung

All die Vorüberlegungen und Vorbereitungen innerhalb der Organisation mögen manchmal langwierig und kompliziert erscheinen, doch sie sind eine wichtige Voraussetzung für eine erfolgreiche und fruchtbare Einbeziehung von Genesungsbegleiterinnen und -begleitern. Die nächsten Schritte sind jetzt die Stellenausschreibung, das Bewerbungsverfahren und die Einstellung der Peerexperten.

Gehalt

Sich eingehend mit der Eingruppierung eines Genesungsbegleiters zu beschäftigen, ist aus mehreren Gründen wichtig. Die Entlohnung kann eine Frage der Würde sein: Wie viel hat jemand für seine Arbeit verdient? Gleichzeitig erkennt sie den Wert der Arbeit an. Wie das Gehalt festgelegt wird, hängt von dem Bereich ab, in dem die Organisation arbeitet und in dem die Peerspezialisten innerhalb der Organisation tätig sind.

Oft werden Genesungsbegleiter auf dem Niveau von Hilfskräften bezahlt. Dies wird in der Regel damit begründet, dass keine über die EX-IN-Ausbildung hinausgehende spezifische Qualifizierung vorliege und daher eine bessere Bezahlung nicht möglich sei. In der Praxis übernehmen Genesungsbegleiter jedoch meist ähnliche Arbeiten, und ihr Aufgabenspektrum unterscheidet sich nicht wesentlich von dem anderer Kolleginnen und Kollegen. Ein großer Gehaltsunterschied wirft daher viele Fragen auf.

Einige Organisationen setzen Genesungsbegleiter als Spezialisten für Patientinnen und Patienten ein, die schwer zu erreichen sind. Als Expertinnen und Experten aus Erfahrung sollen sie den Recoveryansatz etablieren und mehr Nutzerbeteiligung realisieren. Hier aber entsteht ein Widerspruch zwischen Aufgabe und Bezahlung, da sich die Qualifizierung für diese Spezialaufgaben nur bedingt aus der relativ kurzen EX-IN-Ausbildung ergibt. Zu einem wesentlichen Teil entwickelt sie sich durch Krisen- und Bewältigungserfahrungen.

Die Entlohnung der Mitarbeitenden ist in einem Betrieb von dem jeweiligen Tarifvertrag und den Leistungsvereinbarungen mit den Kostenträgern abhängig. Dennoch lohnt es sich, zu prüfen, ob die Vergütungsordnung immer eine bestimmte Qualifizierung für eine Lohnstufe vorsieht oder ob auch eine gleichwertige andere Qualifizierung die Einstufung legitimieren kann. Das würde gleichzeitig eine bessere Bezahlung der Expertinnen und Experten aus Erfahrung zulassen. Verschiedene Träger wenden dieses Verfahren bereits an.
Eine weitere Möglichkeit ist die Nutzung einer Doppelqualifikation. Die Psychiatrische Hilfsgemeinschaft (PHG) in Viersen beschäftigt beispielsweise eine Expertin aus Erfahrung als Genesungsbegleiterin und bezahlt sie auf dem Niveau einer Sozialarbeiterin, weil sie bereits eine akademische Ausbildung abgeschlossen hat (Jahnke 2014). Dies ist natürlich nur eine Nischenlösung, denn viele Betroffene ohne geeignete Doppelqualifizierung profitieren nicht davon.

Anregungen zur Reflexion

- Welche Vertragsart soll für die Funktion von Erfahrungsexperten verwendet werden? Wie soll die Probezeit gestaltet werden?
- Wie hoch soll das Gehalt für die Funktion sein? Welcher Tarifgruppe wird diese Funktion zugeordnet?
- Entspricht dies unserer Vorstellung von Gleichberechtigung bzw. Gleichstellung unter Kollegen?
- Sollen die Erfahrungsexperten Vollzeit arbeiten? (Das wollen viele Genesungsbegleiter, zumindest zu Beginn, nicht.) Falls nicht, wie hoch soll die wöchentliche Stundenzahl sein?

Personalbedarf

Jede Organisation hat ihre eigenen Einstellungskriterien. Diese können auch genutzt werden, um einen Erfahrungsexperten einzustellen. In einem ersten Schritt gilt es zu überlegen, in welchen Bereichen der Organisation Bedarf besteht und welche Funktion ausgebildete Genesungsbegleiter übernehmen sollen. Anschließend ist ein Jobprofil zu erstellen. Die wöchentliche Stundenzahl sowie die konkreten Aufgaben sind festzulegen.

Ist diese Vorarbeit geschafft, wird die Stelle ausgeschrieben. Dies geschieht üblicherweise über Tageszeitungen, Fachzeitschriften oder Internetportale. Da das Berufsbild noch nicht flächendeckend bekannt ist und noch nicht in jeder Region Erfahrungsexperten ausgebildet werden, kann jede freie Stelle von den Organisationen, die Genesungsbegleiter ausbilden, oder von den nationalen EX-IN-Vereinen veröffentlicht werden. Das Stellenangebot wird dann an qualifizierte Genesungsbegleiter weitergeleitet. Eine Stellenausschreibung sollte eindeutig und verständlich formuliert sein.

BEISPIEL Stellenausschreibung

Per sofort gesucht:
Psychiatrie-Erfahrene/-r als Genesungsbegleiter/-in für 20 Std. wöchentliche Arbeitszeit.

Die *Recovery gGmbH* bietet an den Standorten Copeland, Glover und Hagan ambulante Behandlung für psychisch erkrankte Menschen an. Uns ist daran gelegen, unsere Angebote an die Bedürfnisse der bei uns Unterstützung suchenden Menschen, die gesellschaftlichen Veränderungsprozesse und den Leitgedanken der Inklusion anzupassen und uns als lernende Organisation ständig weiterzuentwickeln.

Wir suchen für unseren aufsuchenden Krisendienst eine/-n EX-IN ausgebildete/-n Genesungsbegleiter/-in.

Die Arbeit umfasst:
- Hausbesuche bei den Klientinnen und Klienten
- Alltagsbegleitung und Unterstützung bei der Tagesstrukturierung
- Die Erstellung von Genesungs- und Krisenplänen
- Krisenintervention
- Die Arbeit mit Angehörigen

Wir bieten:
- Bezahlung nach TVÖD
- Supervision
- Regelmäßige Fortbildung
- Ein lernendes, offenes, recoveryorientiertes Team

Folgendes sollten Sie mitbringen:
- Eigene Psychiatrie-Erfahrung
- Eine abgeschlossene EX-IN-Ausbildung
- Reflexionsfähigkeit der eigenen Erfahrung, aber auch den Ansichten des Teams gegenüber
- Freude, Lernbereitschaft und Neugier ×

Optionen für Auswahlkriterien

Aus der Arbeitsplatzbeschreibung und der Funktion der Genesungsbegleiter lassen sich spezifische Auswahlkriterien ableiten. Es empfiehlt sich, die wichtigsten Kriterien genau zu beschreiben und zu spezifizieren, auf welche Punkte während des Auswahlprozesses besonderen Wert gelegt werden soll. In Verbindung mit dem Aufgabenplan kann dann ein Kompetenzprofil erstellt werden. In diesem sind die Qualitäten, Kenntnisse, Fähigkeiten und Eigenschaften notiert, über die der ideale Erfahrungsexperte verfügen sollte.
Bei der Auswahl von Bewerberinnen und Bewerbern als Genesungsbegleiter haben sich folgende Kriterien bewährt:

TABELLE 3 Auswahlkriterien

Kriterium	**Fähigkeiten**
Soziale Fähigkeiten	• Gute mündliche Kommunikation • Fähig, Kontakte zu knüpfen • Bereit, zuzuhören • Einfühlsam • Kooperativ • Durchsetzungsfähig • Selbstsicher ...
Administrative Fähigkeiten	• Gute schriftliche Kommunikation • Verwaltungserfahrungen ...
EDV-Fähigkeiten	• Computerkenntnisse • Kenntnisse verschiedener Softwareprogramme ...
Arbeitseinstellung	• Selbstständig • Initiativ • Loyal, kann sich mit den Interessen der Organisation identifizieren • Belastbar, kann auch unter schwierigen Umständen eine Sache zu Ende bringen • Fähig, Probleme zu lösen • Kritisch, wagt es, durch fundierte Argumente gebräuchliche Denkmuster infrage zu stellen • Lernwillig ...
Dynamische Aspekte	• Flexibel, kann mit Veränderungen umgehen • Integer, kann mit ethischen Normen umgehen, die an seine Funktion gebunden sind • Stabil, überzeugt durch Zuverlässigkeit und emotionale Stärke • Selbstbeobachtend, hat ein realistisches Bild der eigenen Stärken und Schwächen, wagt es, selbstkritisch zu sein ...
Sonstige Fähigkeiten	• Bringt vorangegangene Ausbildungen und Tätigkeiten ein, die nutzbar gemacht werden können

Integrationsplan

Die meisten Organisationen haben ein Einarbeitungskonzept für neue Mitarbeitende, das ihnen das »Ankommen« in der neuen Umgebung erleichtern soll. Dieses ist ebenfalls bei Genesungsbegleitern anzuwenden. Dabei gilt es zu bedenken, dass die Organisation nicht nur neue Arbeitnehmer aufnimmt, sondern zugleich einen neuen Ansatz einführt. Die Einstellung von Genesungsbegleitern wirkt sich auch auf den Arbeitsalltag der übrigen Mitarbeitenden aus:

- Jemand aus der Zielgruppe wird plötzlich zum Kollegen.
- Einige der Aufgaben werden jetzt in Kooperation mit einer neuen Berufsgruppe bearbeitet.
- Es wird intensiver darüber gesprochen, wie die Arbeit erledigt wird.

Dies führt nicht selten zu Unmut und Irritationen. Daher ist es wichtig, dass sich die neuen Kolleginnen und Kollegen mit dem übrigen Team abstimmen. Die Dialogkultur innerhalb einer Organisation muss gestärkt und die EX-IN-Philosophie verankert werden. Ebenso empfiehlt es sich, eine feste Ansprechperson zu benennen, die die Expertinnen und Experten aus Erfahrung auf ihrem Weg begleitet und an die sie sich vertrauensvoll wenden können. Ein möglicher Einarbeitungsleitfaden ⤓ ist im Anhang des Buches zu finden und als Download verfügbar.

Schwerpunkte auf Organisationsebene

- Förderung einer Dialogkultur
- Interne und externe Schulungen über den Ansatz der Genesungsbegleitung und verwandte Themen wie Empowerment und Recovery
- Benennung einer Vertrauensperson oder festen Ansprechperson für den Genesungsbegleiter

Die Einführung eines neuen Ansatzes bedarf einer guten Vorbereitung und Planung. Nachstehend finden Sie einen Überblick wichtiger Punkte, die sich als hilfreich erwiesen haben. Der grobe Weg der Eingliederung sollte dabei bereits im Vorfeld festgelegt und ausgearbeitet werden. Die endgültigen Details können je nach Bedarf verändert und auch noch nach der Einstellung der Peerspezialisten diskutiert werden.

Einführung von Genesungsbegleitern als Angestellte

Einige Genesungsbegleiter sind schon längere Zeit in keine festen Arbeitsstrukturen eingebunden oder waren im zweiten, geschützten Arbeitsmarkt tätig. Die Aufnahme der neuen Arbeit ist nicht nur wegen der neuen Aufgabenbereiche aufregend, sondern auch, weil die formellen und informellen Regeln noch unbekannt sind. Bevor Genesungsbegleiter ihre Tätigkeit antreten, sollte überlegt werden, wie ihnen der Einstieg in die Organisation leichter gemacht werden kann.
Jede Organisation hat dabei ihre eigenen Rituale und Verfahren, neue Arbeitnehmer einzuführen. Diese Vorgehensweisen sollten auch bei der Neueinstellung von Expertinnen und Experten aus Erfahrung gelten.

Wichtige Punkte bei der Einführung

- Der erste Arbeitstag
- Vertraut werden mit der Organisation
- Qualifizierungsbedarf
- Hilfe durch Kollegen
- Unterstützung bei der Einschätzung der Arbeitsbelastung
- Vertraulichkeit im Umgang mit Informationen
- Achtsamkeit in Bezug auf das Einbringen der eigenen Erfahrungsgeschichte

Der erste Arbeitstag

Der erste Arbeitstag ist für die Genesungsbegleiter ein wichtiger Meilenstein und sollte möglichst stressfrei verlaufen. Die Peerspezialisten werden den direkten Kolleginnen, dem Bezugskollegen oder Tandempartner sowie anderen hilfreichen Personen in der Organisation vorgestellt.

Informieren Sie Ihre Angestellten rechtzeitig, an welchem Tag und zu welcher Uhrzeit die Expertinnen und Experten aus Erfahrung erwartet werden, und legen Sie fest, wer sie empfangen wird. Stellen Sie sicher, dass sie am Ende ihres ersten Arbeitstags eine Vorstellung vom Arbeitsplan der ersten Woche haben. Sorgen Sie dafür, dass sie sich willkommen fühlen und tatsächlich einen Platz in der Organisation zugewiesen bekommen – mit anderen Worten: einen Schreibtisch, eine Mailadresse, einen Spind oder Ähnliches. Eine Informationsmappe erleichtert den Einstieg und sorgt dafür, dass sich die Genesungsbegleiter nicht selbst die notwendigen Informationen suchen müssen.

Inhalte einer Informationsmappe

- **Allgemeine Informationen:** Ein Organisationsdiagramm, Zielsetzungen, wer arbeitet wo (ggf. mit Telefonnummern)
- **Arbeitsablauf und Verhaltensregeln:** Pausen, Rauchen, Überstunden, Verspätungen, Abläufe im Krankheitsfall
- **Informationen über Aufgaben und Funktion:** Jobbeschreibung der direkten Kollegen (ggf. mit Fotos)

Vertraut werden mit der Organisation

Neue Angestellte sollten zunächst mit den verschiedenen Bereichen der Organisation vertraut gemacht werden und das Team kennenlernen. Dies ist nicht selbstverständlich, besonders in großen Organisationen. Um jedoch die Aufgaben erfolgreich erledigen zu können, ist es überaus wichtig, dass sich die Genesungsbegleiter ein genaues Bild über die Verfahren und Ziele der Organisation verschaffen. Eine gute Einführung verhindert Missverständnisse und Kränkungen.

BEISPIEL Angelika Lacroix, Pflegedienstleiterin im Klinikum Bremerhaven-Reinkenheide, berichtet: »Eine Genesungsbegleiterin wollte die Interessen einer Patientin vertreten und artikulieren. Nur fehlte in der konkreten Situation ein Ansprechpartner aus dem pflegerischen Bezug. Diese Genesungsbegleiterin wandte sich aus Unkenntnis der einzuhaltenden Wege direkt an den leitenden Arzt mit ihrem Anliegen. Das sorgte für Missstimmung beim pflegerischen Bezug. Der fühlte sich übergangen und fragte zu Recht: ›Warum konnte die Angelegenheit nicht einen Tag warten? Warum hast du nicht mit mir Rücksprache gehalten?‹ Natürlich hat die Genesungsbegleiterin die Interessen der Patientin vertreten wollen. Fürsprache ist ein wichtiges Feld für EX-IN-ler. Zugleich hat sie aber auch einen anderen Menschen gekränkt, hier den Bezugspfleger.« (Jahnke 2014, S. 34) ×

Um solch eine Situation zu vermeiden, sind die Einführungsverfahren im Team zu überprüfen. Es gilt abzuwägen, welche Bereiche abgedeckt werden sollten. Gibt es beispielsweise besondere Regeln, Strukturen oder Rituale, über die die Genesungsbegleiter frühzeitig zu informieren sind? Gemeinsam kann besprochen werden, wer sich um die Einarbeitung kümmert.

Anregungen zur Reflexion

- Hat die Organisation Einführungsverfahren für neue Mitarbeitende?
- Mit welchen Bereichen in unserer Organisation muss sich der Genesungsbegleiter vertraut machen?
- Welche Regeln müssen neue Mitarbeitende kennen?
- Wie werden wir dies in die Praxis umsetzen?
- Wer wird aus den verschiedenen Bereichen beteiligt?
- Wird nach der Einarbeitungszeit mit den Beteiligten ein Auswertungsgespräch geführt?

Qualifizierungsbedarf

Die neu angestellten Expertinnen und Experten aus Erfahrung brauchen eine gewisse Zeit, um sich einzuarbeiten, die Anforderungen der Arbeitsstelle kennenzulernen und die eigenen Kompetenzen einschätzen zu können. Nach einer Eingewöhnungsphase von drei bis sechs Monaten kann in einem Auswertungsgespräch erarbeitet werden, welchen Qualifizierungsbedarf die Person hat. Auch ist abzuklären, ob Informationen, Kenntnisse oder Kompetenzen fehlen, um die anstehende Arbeit gut leisten zu können.
Nach weiteren drei bis sechs Monaten sollte geschaut werden, ob es anderweitigen Qualifizierungsbedarf gibt. Zu diesem Zeitpunkt geht es möglicherweise nicht mehr um Grundlagenwissen, sondern darum, die vorhandenen Fähigkeiten zu erweitern oder zu ergänzen. Es ist wichtig, darauf zu achten, dass den Genesungsbegleitern nicht nur

traditionelle Fortbildungen angeboten werden, sondern auch solche, die die Peerkompetenz fördern. Dazu gehören Themen wie Recovery, Fürsprache und Empowerment. Einige EX-IN-Kursveranstalter bieten spezialisierte Aufbaukurse an.

Hilfe durch Kollegen

Expertinnen und Experten aus Erfahrung sind mit der Unterstützungskultur der Organisation vertraut zu machen. Dinge, die für andere neue Arbeitnehmer selbstverständlich sind, können für Genesungsbegleiter neu sein, beispielsweise weil sie über eine längere Zeit keiner Erwerbsarbeit mehr nachgegangen sind. Unterstützungsangebote können der Betriebsrat oder Mitarbeitende mit speziellem Wissen und entsprechenden Fähigkeiten machen.
Anfangs ist es sinnvoll, einen Schritt auf die neuen Kolleginnen und Kollegen zuzugehen und ihnen mitzuteilen, an wen sie sich bei welchen Fragen wenden können: »Wenn Sie sich unsicher bei Anträgen sind, fragen Sie Herrn Sanders. Frau Wald hat einen systemische Ausbildung, die kann Ihnen für die Gruppenarbeit sicher einen Tipp geben.« Das nimmt den Genesungsbegleitern die Unsicherheit und hilft ihnen, sich schnell in die neue Umgebung einzufinden und in das Team zu integrieren.

Unterstützung bei der Einschätzung der Arbeitsbelastung

Einige Expertinnen und Experten aus Erfahrung wollen in ihrem ersten Job als Genesungsbegleiter innerhalb kürzester Zeit ganz viel schaffen und erreichen. Andere wissen nicht genau, was von ihnen als »Exot« erwartet wird. Auch wenn Peerspezialisten auf die eigenen Psychiatrie-Erfahrungen zurückblicken können, sind manche doch Neueinsteiger und müssen wie andere Berufsanfänger erst eine sichere Haltung, ihren eigenen Stil und das rechte Maß von Nähe und Distanz finden.
All dies kann dazu führen, dass sie nicht so gut einschätzen können, wie hoch die Belastung durch die Arbeit ist. In der Anfangsphase empfiehlt es sich, ihnen eine Mentorin oder einen Vertrauenskollegen an die Seite zu stellen. Diese Person kann ihnen bei Bedarf dabei helfen, die Arbeitsbelastung einzuschätzen, ihnen Unterstützung anbieten und

deutlich machen, dass es zu Beginn einer neuen Arbeit ganz normal ist, das richtige Maß für sich erst finden zu müssen. Indem sich ein vertrauensvolles Verhältnis entwickelt, wird die Hemmschwelle vermindert, bei Überforderung oder Fragen um Hilfe zu bitten. Gleichzeitig kann die Mentorin oder der Vertrauenskollege ein Auge darauf haben, ob sich Genesungsbegleiter übernehmen oder durch eine schwierige Situation überlastet sind, um frühzeitig eingreifen zu können.

Vertraulichkeit im Umgang mit Informationen

Genesungsbegleiter haben in der Regel aufgrund ihrer eigenen Erfahrungen mit dem Hilfesystem ein sehr klares Gefühl dafür, wie bedeutsam Vertraulichkeit ist. Nichtsdestotrotz müssen sie die spezifischen Regelungen und Übereinkünfte kennenlernen. Gerade weil vonseiten der Kolleginnen und Kollegen mitunter Misstrauen besteht, ist es wichtig, sich zu verständigen.
Peerspezialisten legen meist einen großen Wert darauf, abzuklären, wie sie mit vertraulichen Informationen über Klientinnen und Klienten umgehen können und sollen. Welche Auskünfte müssen weitergegeben werden, welche nicht? In vielen Organisationen ist es üblich, dass nur bestimmte Berufsgruppen wie Psychologinnen oder Ärzte Informationen für sich behalten dürfen. Von allen anderen Mitarbeitenden wird erwartet, sämtliche Informationen über den Hilfesuchenden und seine Lebensgeschichte weiterzugeben. Nicht selten empfinden Peerspezialisten dies als Vertrauensbruch und fühlen sich in ihrer Rolle unwohl. Daher ist es wichtig, das Thema auszuhandeln und möglicherweise neue Regeln zu bestimmen.

Achtsamkeit in Bezug auf das Einbringen der eigenen Erfahrungsgeschichte

Wie jeder andere Berufsanfänger auch, müssen Genesungsbegleiter ihre Handlungsräume in der Praxis erst ausloten. Eine besondere Herausforderung ist dabei der Umgang mit den eigenen Erfahrungen. Wie oute ich mich, wie viel erzähle ich von meiner Lebensgeschichte, was gebe ich welchen Klientinnen und Klienten gegenüber preis? Peerspezialisten dürfen sich nicht bloßgestellt und in ihrer Rolle unwohl fühlen. Gleichzeitig gilt es jedoch auch, den Peereffekt zum Tragen zu bringen. Hierfür ist es wichtig, die Hilfesuchenden am Erfahrungswissen teilhaben zu lassen.

Da die eigene Erfahrung ein sehr intimes »Arbeitsmittel« ist, brauchen Genesungsbegleiter Zeit und Raum, um herauszufinden, in welcher Form sie sie einsetzen wollen. Peerarbeit muss nicht bedeuten, seine persönlichen Erfahrungen mit jeder Klientin und jedem Klienten zu teilen. Der Grad der Beziehung, Sympathie und Kontext spielen dabei eine wichtige Rolle. Gesprächsangebote von Kolleginnen und Kollegen zur Reflexion können hier sehr hilfreich sein. In den Gesprächen können folgende Punkte angesprochen werden:

- Was ist die »Wohnzimmer-« und was die »Schlafzimmerversion« Ihrer Erfahrungen?
- Welche Version passt in welchem Kontext?
- Mit welchen Aspekten Ihrer Geschichte fühlen Sie sich sicher?
- Was können Sie tun, wenn Sie unsicher werden?
- Was tun Sie, wenn nach Erfahrungen gefragt wird, die Sie nicht preisgeben möchten?
- Welche Aspekte Ihrer Erfahrungen helfen weiter, welche Aspekte befriedigen eher Neugier?

Förderung der Dialogkultur

Der Ansatz der Genesungsbegleitung kann nur in psychiatrischen Diensten fruchtbar sein, in denen eine dialogische Kultur herrscht. Peerspezialisten und übrige Mitarbeitende müssen sich über Ansichten, Haltungen, Methoden und Perspektiven austauschen können, um das Potenzial der EX-IN-Philosophie zu entdecken und lebendig werden zu lassen.

Ein guter Dialog braucht Zeit. Daher ist es gerade in der Startphase wichtig, genügend Raum für den Dialog zur Verfügung zu stellen. Alle Beteiligten sollten sich Gedanken über die bisherige Besprechungskultur machen und überlegen, wie diese zukünftig verbessert werden kann.

Anregungen zur Reflexion

- Wie sieht unsere Besprechungskultur zurzeit aus?
- Welche Besprechungsstrukturen müssen in unserer Organisation eingeführt werden, um Raum für den Dialog mit Genesungsbegleitern zu schaffen?
- Wer wird an den Besprechungen teilnehmen?
- Gibt es Offenheit, Bereitschaft, Interesse an einem Dialog mit Erfahrungsexperten? Wie kann er gefördert werden?

Die Einführung eines neuen Ansatzes ist an besondere Herausforderungen geknüpft. So gilt es, eine neue Berufsgruppe zu integrieren, Vorgänge aus einer anderen Sicht zu betrachten und die eigenen Vorgehensweisen zu hinterfragen. Nur wenn die Mitarbeitenden die Bereitschaft entwickeln, etwas zu verändern, kann das Vorhaben in die Tat umgesetzt werden. Beharrlichkeit und Engagement haben sich hierbei als wichtige Haltungen herauskristallisiert – nicht nur in Teamdiskussionen, sondern auch im Klientenkontakt. Ein offener Dialog ist der Schlüssel für eine erfolgreiche Integration des EX-IN-Ansatzes.

Strategien zur Stärkung der Dialogkultur

- Fragen und Bedenken offen benennen
- Vielstimmigkeit zulassen
- Alle Meinungen anhören
- Lernen wollen und sich nicht vor neuem Wissen verschließen
- Neugierige, offene Haltung
- Respekt vor anderen Meinungen
- Zuhören und ausreden lassen
- Gemeinsam neue Lösungen finden und den Blick erweitern
- Gemeinsames Interesse entwickeln, den Klienten zu unterstützen und zu fördern
- Gemeinsame Sprache und gemeinsames Verständnis finden, anstelle von Einigkeit

Ein lebendiger Austausch mit Expertinnen und Experten aus Erfahrung eröffnet vielfältige Möglichkeiten und ist für alle Seiten bereichernd. Genesungsbegleiter und die übrigen Kolleginnen und Kollegen können einander ihre Erfahrungswelten näherbringen. Dies erfordert vonseiten der Peerspezialisten eine große Offenheit. Den Mitarbeitenden

sollte genügend Zeit für Nachfragen gegeben werden. Im Idealfall lernen alle Beteiligten, die Perspektive und Sichtweise des anderen zu akzeptieren. Dieser Prozess ist den Genesungsbegleitern durch die EX-IN-Ausbildung bereits vertraut. Das Mitteilen von Erfahrungen, der Austausch von Erfahrungswissen und die Reflexion des gemeinsam Verstandenen, dem Wir-Wissen, setzen die gleichen Haltungen und Entwicklungen voraus.
Genesungsbegleitung ist jedoch kein Wundermittel. Peerspezialisten haben nicht für alle Fragen und Probleme eine gebrauchsfertige Antwort oder Lösung. Zu hohe Erwartungen auf beiden Seiten können zu Spannungen und Missverständnissen führen. Regelmäßige Diskussionen stellen sicher, dass die Integrierung reibungslos verläuft. Daher sollte der gegenseitige Austausch möglichst schnell in Schwung kommen. Durch kontinuierliches Management und eine Evaluation der jeweiligen Schritte können Konfliktsituationen frühzeitig erkannt werden. Hierbei kann ein Infoblatt mit Fragen für eine Zwischenauswertung hilfreich sein.

INFOBLATT **Evaluationsgespräche**

Nach einiger Zeit ist es sinnvoll, zu überprüfen, inwieweit die unternommenen Schritte wirksam sind und die Eingliederung der Genesungsbegleiter in das Team unterstützen. Eine gut durchgeführte Evaluation bringt Stärken sowie Schwächen des Prozesses ans Licht. Dabei ist es wichtig, sowohl das Team als auch die Peerspezialisten einzubeziehen. Die Rückmeldungen tragen zur Qualitätssicherung bei und helfen, die Dialogkultur zu optimieren. Dieser Vorgang sollte in regelmäßigen Abständen wiederholt werden.
Die Expertinnen und Experten aus Erfahrung können beispielsweise für eine Zwischenauswertung gefragt werden:

- Inwiefern decken sich Ihre Erfahrungen der ersten Wochen und Monate mit Ihren Erwartungen?
- Macht Ihnen die Arbeit Spaß? In welchen Punkten stimmen Ihre Vorstellungen nicht mit Ihrem Arbeitsalltag überein?
- Was hat Sie in dieser Zeit besonders gefreut, was geärgert? Welche positiven und negativen Eindrücke haben Sie?
- In welchen Bereichen sind die Übereinstimmungen am größten, wo gibt es Diskrepanzen?

- Wie erleben Sie die Zusammenarbeit mit der Leitung, dem Team, anderen Kollegen und Kooperationspartnern?
- Zu welchen Kollegen haben Sie schon eine gute Arbeitsbeziehung aufgebaut?
- Wie wohl fühlen Sie sich bei uns? Was trägt dazu bei?
- Bekommen Sie bei Ihrer Einarbeitung genügend Unterstützung?
- Können Sie Ihre Kompetenzen als Genesungsbegleiter wirksam einsetzen? Was ist förderlich, was ist hinderlich?
- Stimmen die Rahmenbedingungen, um Ihre Fähigkeiten einsetzen und Ihre Aufgaben erfüllen zu können? Bekommen Sie genug Unterstützung?
- Fühlen Sie sich entsprechend Ihrer Ausbildung, Erfahrung und Kenntnisse in Ihrer Position gefordert, unter- oder überfordert?
- Deckt sich die Stellenbeschreibung mit Ihren Fähigkeiten? Gibt es Veränderungswünsche?
- Entsprechen die Ihnen übertragenen Aufgaben Ihrer Stellenbeschreibung oder bestehen Einschränkungen? Gibt es Veränderungswünsche?
- Wie nutzerorientiert erleben Sie unsere Organisation? Was ist gut, was könnte verbessert werden?
- Haben Sie schon erste Erfolge erzielt? Wenn ja, welche?
- Wurden Ziele nicht erreicht? Wenn ja, woran könnte dies gelegen haben?
- Wenn Sie eine Sache ändern könnten, welche wäre das?
- An welchen Aufgaben haben Sie besondere Freude?
- Gibt es noch offene Fragen?

Prinzipiell halten wir es für wichtig, innerhalb einer Organisation immer möglichst zwei Genesungsbegleiter einzustellen. Ist nur ein Erfahrungsexperte in einer Organisation, fokussieren sich alle Fragen hinsichtlich der Betroffenenperspektive auf eine Person. Die ganze Last ruht sozusagen auf ihrer Schulter, denn ihre Arbeit allein entscheidet, ob der EX-IN-Ansatz eine Perspektive in der Organisation hat. Durch einen zweiten Genesungsbegleiter entsteht mehr Vielfalt, geteilte Verantwortungsübernahme und die Möglichkeit des Austausches unter Peers.

An die Genesungsbegleiter werden als Wegbereiter hohe Anforderungen gestellt. Die Expertinnen und Experten aus Erfahrung müssen sich daher auf den Schutz der Organisation verlassen können und sicheren Rückhalt haben. Die Teammitglieder, Leitungskräfte und

Vorgesetzte sollten hinter den Genesungsbegleitern und dem Konzept des Erfahrungswissens stehen. Auch empfiehlt es sich, Orte und Gruppen zu schaffen, in denen Peerspezialisten über die Arbeit hinaus Unterstützung und Solidarität erhalten und ihre Erfahrungen mit der neuen Tätigkeit reflektieren können.

Arbeit im Tandem

In der Praxis hat es sich als hilfreich erwiesen, sogenannte Tandems zu bilden. Diese bestehen aus einer qualifizierten Fachkraft und einem Genesungsbegleiter und werden einer Klientin oder einem Klienten zugeordnet. Die direkte Zusammenarbeit bietet die Gelegenheit, sich mit einer vertrauten Person über Haltungen und Perspektiven auszutauschen und das Zusammenspiel von Erfahrungswissen und Fachwissen zu erproben.
Selbst wenn die Arbeit im Tandem nicht möglich ist, sollte den Genesungsbegleitern eine feste Ansprechperson zur Seite gestellt werden, die erklären, zuhören und im Team vermitteln kann. Dies gibt den Expertinnen und Experten aus Erfahrung ein Gefühl von Sicherheit und verleiht dem Arbeitsalltag Struktur.

Anregungen zur Reflexion

- Wie sehen wir die Arbeit in Tandems? Lässt die Arbeitsorganisation die Arbeit von Tandems zu oder ist das in unserer Situation unmöglich?
- Wenn es einen Tandempartner für die Genesungsbegleiter geben soll, mit wem und wie realisieren wir das?
- Nutzen wir die Arbeit als Tandem nur in der Startphase? Wenn ja, wie lange? Wie werden wir danach arbeiten?
- Wenn wir kein Tandem wollen oder organisieren können, wer wird die feste Ansprechperson für den Genesungsbegleiter sein? Wie werden wir hier weiter vorgehen?

Ernennung eines Mentors

Gerade zu Beginn der Beschäftigung von Genesungsbegleitern können trotz einer gut ausgearbeiteten Arbeitsplatzbeschreibung Irritationen entstehen, weil Mitarbeitende Aufgabenbereiche an die Genesungsbegleiter abgeben oder mit ihnen teilen müssen. Auch der andere Zugang zu Klientinnen und Klienten kann Fragen aufwerfen. Im Idealfall können sich alle Beteiligten an eine feste Ansprechperson innerhalb der Organisation wenden. Diese sollte möglichst das Vertrauen und den Respekt vieler Mitarbeitender genießen und schon für die Einarbeitungsphase benannt sein. Ein Mentor kann dabei unterstützen, Rollen- und Aufgabenkonflikte zu klären und zwischen Genesungsbegleitern und Kollegen zu vermitteln. Wichtige Themen können aber auch institutionelle und teambezogene Aspekte sein oder die Nachbetrachtung von Klientenkontakten.
Der Mentor sollte jemand sein, der mit dem Konzept der Genesungsbegleitung sehr vertraut ist. Er muss um die Bedeutung der Sichtweise und die daraus resultierenden Herausforderungen für die Organisation wissen. Zudem sollte er die neue Sichtweise auch gegenüber der Organisation vertreten können.

Anregungen zur Reflexion

- Wer wird als Mentor benannt?
- Welchen Titel benutzen wir für den Mentor?
- Benötigt der Mentor eine Schulung? Welcher Art?
- Wo kann er diese Schulung machen?
- Welche Rahmenbedingungen bietet die Organisation, um das Mentoring zu realisieren?
- Soll der Mentor von innen oder außen kommen, oder brauchen wir beide Perspektiven?

Die Aufgaben eines Mentors sind vielseitig – ein guter Mentor ist Vorbild, Ratgeber, Coach, Kritiker und Förderer zugleich. Dabei gilt es zu beachten, stets im Sinne der Organisation zu handeln und die Entwicklung der Organisation als Ziel nicht aus den Augen zu verlieren. Auch sollte ein guter Mentor akzeptieren können, dass Genesungsbegleiter Schwerpunkte unterschiedlich setzen.

Aufgaben eines Mentors

- Empfängt den Genesungsbegleiter am ersten Arbeitstag
- Hört zu und gibt dem Genesungsbegleiter Feedback
- Organisiert gemeinsam mit dem Genesungsbegleiter den Arbeitsplan
- Legt die regelmäßigen Besprechungstermine fest
- Bereitet gemeinsam mit dem Genesungsbegleiter Sitzungen vor, z.B. Teamsitzungen
- Überprüft mit dem Genesungsbegleiter, ob er sich in der Organisation gut eingearbeitet hat
- Diskutiert mit dem Genesungsbegleiter, inwiefern finanzielle oder persönliche Schwierigkeiten die Arbeit in der Organisation erschweren
- Unterstützt den Rollenfindungs- und Rollenklärungsprozess

Peersupervision

Der Einstieg in die Arbeit ist für Expertinnen und Experten aus Erfahrung eine Herausforderung. Sie müssen sich als Person bewähren und gleichzeitig den Ansatz der Genesungsbegleitung legitimieren. Auch wenn sie eine Vorstellung ihrer Professionalität haben, steht diese im Vergleich mit den herkömmlichen Ansätzen immer wieder auf dem Prüfstand. Um sich darüber klar zu werden, ob verschiedene Meinungen im Team mit persönlichen Eigenschaften oder mit unterschiedlichen Handlungsansätzen zu tun haben, sollten sie die Möglichkeit haben, sich regelmäßig mit anderen Genesungsbegleitern auszutauschen.

BEISPIEL Frau Stein ist erst seit Kurzem als Genesungsbegleiterin im Betreuten Wohnen tätig. Gemeinsam mit einer Kollegin besucht sie eine Klientin in einer betreuten Wohngemeinschaft. Frau Stein ist der Meinung, dass die Kollegin mit der Klientin zu konfrontativ umgegangen sei und zu schnell Konsequenzen angedroht habe. Sie nimmt dies als sehr einschüchternd wahr. Die Klientin habe nicht genügend Zeit bekommen, ihre Situation zu erklären. Die Kollegin wiederum entgegnet, dass Frau Stein die Situation nicht angemessen einschätzen könne, weil sie aufgrund der gleichen Diagnose »zu nah an der Klientin dran sei«. Frau Stein ist sehr betroffen. Sie ist überzeugt, dass ihre

Kollegin Recht haben muss, da sie schon viele Jahre in dem Bereich tätig ist. In der Peersupervision wird diese Situation aufgegriffen. Die anderen Genesungsbegleiter können die Wahrnehmung von Frau Stein teilen. Sie ermutigen sie, ihre Sicht noch einmal mit der Kollegin zu besprechen. ×

Es geschieht immer wieder, dass die Haltungen und Sichtweisen der Genesungsbegleiter angezweifelt werden oder sie selbst daran zweifeln. Die Macht von Gewohnheit und Tradition ist nicht zu unterschätzen. Um langjährig gewachsener Praxis etwas entgegenzuhalten, braucht man Selbstvertrauen und Rückversicherung. Mitunter passen sich die Expertinnen und Experten aus Erfahrung der Meinung der Kollegen einfach an, weil es auf Dauer zu anstrengend ist, alternative Sichtweisen anzubieten oder Gegenpositionen zu beziehen. Eine spezielle Peersupervision bietet die Chance, Bedenken und Probleme frühzeitig zu besprechen.

Anregungen zur Reflexion

- Wie wollen wir Peersupervisionen realisieren? Gibt es noch Genesungsbegleiter von anderen Trägern, die Interesse haben könnten?
- Wer könnte ein geeigneter Supervisor sein?
- Wie oft und für wie lange sollen wir Peersupervisionen anbieten?

In einigen Regionen gibt es spezielle Coaching- oder Supervisionsteams. Diese setzen sich aus einem Experten aus Erfahrung und einer ausgebildeten Fachkraft zusammen. Sie können einen Rahmen bieten, damit sich beide Seiten einander annähern, ergänzen und unbefriedigende Abläufe besprechen können.

Ausblick

Die Beschäftigung von Genesungsbegleitern nimmt in Deutschland, Österreich und in der Schweiz langsam Fahrt auf. Die deutschsprachigen EX-IN-Initiativen sind gut miteinander vernetzt, müssen aber ihre Kooperation weiter ausbauen, um von den jeweiligen Erfahrungen und Erfolgen noch besser profitieren zu können. Die Berufsanerkennung der Genesungsbegleiter steht nach wie vor aus und wird ein wichtiger Schritt zu einer Verbreitung des Ansatzes, aber auch zu einer besseren Bezahlung sein. Hierzu müssen weiterhin Kostenträger, Gewerkschaften, Politiker, Arbeitgeber und Unterstützer angesprochen werden. Die Arbeitgeber sind besser untereinander zu vernetzen und auch zu beraten. Die Genesungsbegleiter selbst müssen noch stärker und ähnlich wie in den Niederlanden Standards für Arbeitsbedingungen und Bezahlung formulieren.

In Deutschland war die Gründung der Dachorganisation EX-IN Deutschland e. V. ein wichtiger Schritt. Sie übernimmt nicht nur wichtige Vernetzungsaufgaben und Öffentlichkeitsarbeit. Der Verein formuliert auch Standards für die Arbeit und die Ausbildung, um Orientierung zu bieten und Qualität zu sichern, aber auch, um Willkür und Etikettenschwindel entgegenzutreten.

Genesungsbegleiterinnen und -begleiter haben das Potenzial, die Psychiatrie zu bereichern, sie hilfreicher für die Betroffenen zu machen und mehr Respekt und Würde in die Psychiatrie einziehen zu lassen. Wir sind zuversichtlich, dass der eingeschlagene Weg weitergegangen und weiterentwickelt wird

Literatur

DOPPLER, K.; LAUTERBURG, C. (2008): Change Management. Den Unternehmenswandel gestalten. Frankfurt am Main: Campus Verlag.

EX-IN Deutschland e. V. (Hg.) (2007): Ausbildungsprogramm für Psychiatrie-Erfahrene zur Qualifizierung als Ausbilder und als Genesungsbegleiter. www.ex-in.de/files/Curriculum%20EX-IN%20Kurzfassung.pdf (06. 07. 2015).

EXPA e. V. (Hg.) (2014): Fortbildungsangebote. Einlegeblatt.

IHDE-SCHOLL, T. (2014): »Ex-In: vom Ich- zum Wir-Wissen« – ein persönlich gefärbter Erfahrungsbericht. www.be-hilfsverein.ch/fileadmin/data/documents/Jahresbericht_2014_WEB_RZ.pdf (29.06.2015).

JACKSON, C. (2008): Peer to peer. In: Mental health today, 8 (1), S. 10–12.

JAHNKE, B. (2014): EX-IN Kulturlandschaften. Zwölf Gespräche zur Frage: Wie gelingt Inklusion? Neumünster: Paranus Verlag der Brücke Neumünster.

KOSCHINSKY, S. (2014): »Veränderung, Entwicklung, Reifung« – qualitative Erhebung zum Sinnerleben in Psychosen. In: BOCK, T.; KLAPHECK, K.; RUPPELT, F. (Hg.): Sinnsuche und Genesung. Erfahrungen und Forschungen zum subjektiven Sinn von Psychosen. Köln: Psychiatrie Verlag, S. 90–97.

MEAD, S. (2003): Defining peer support. www.parecovery.org/documents/DefiningPeerSupport_Mead.pdf (29.06.2015).

MEAD, S. (2007): Von Trauma-Erfahrenen geleitete Krisenzentren. In: LEHMANN, P.; STASTNY, P. (Hg.) (2007): Statt Psychiatrie 2. Berlin: Peter Lehmann Antipsychiatrieverlag, S. 218–226.

MORAN, G. S.; RUSSINOVA, Z.; GIDUGU, V.; YIM, J. Y.; SPRAGUE, C. (2012): Benefits and mechanisms of recovery among peer providers with psychiatric illnesses. In: Qualitative Health Research, 22 (3), S. 304–319.

O'HAGEN, M. (2011): Peer worker competencies and change management tools. Vortrag bei Trimbos, 31. März 2011, unveröffentlicht.

REPPER, J. (2013): Peer support workers: a practical guide for implementation. London: Centre for Mental Health and Mental Health Network, NHS Confederation.

ROSE, D. (2003): Collaborative research between users and professionals: peaks and pitfalls. In: Psychiatric Bulletin, 27 (11), S. 404–406.

UTSCHAKOWSKI, J. (2013): Licht am Ende des Tunnels. Das Projekt EX-IN qualifiziert Menschen mit Psychiatrie-Erfahrung zu Genesungsbegleitern. In: pflegen: psychosozial, 1 (2), S. 29–35.

UTSCHAKOWSKI, J.; GYÖNGYVÉR, S.; BOCK, T. (2013): Vom Erfahrenen zum Experten. Wie Peers die Psychiatrie verändern. Köln: Psychiatrie Verlag.

Nützliche Links

Webseiten der nationalen Bundesvereine und Koordinierungsstellen für EX-IN: www.ex-in.de, www.ex-in.at, www.ex-in-bern.ch. Hier finden Sie auch Informationen über regionale EX-IN-Initiativen und Anbieter von Fortbildungen.

Informationen über die Mitentwickler dieses Handbuchs: www.de-link.net, www.fontys.nl.

Hintergrundinformationen und Artikel zu EX-IN: www.ex-in.de, www.ex-in.info.

Anhang

Beispiele für Arbeitsplatzbeschreibungen

Stellenbeschreibung für Genesungsbegleiter im Betreuten Wohnen

Stellenbeschreibung

für Genesungsbegleiter/-innen bei der Initiative zur sozialen Rehabilitation e. V.

1. Geltungsbereich
2. Grundsätze der Arbeitsorganisation im Betreuten Wohnen
3. Der zu betreuende Personenkreis (§ 53 SGB XII)
4. Einsatzorte
5. Anforderungen an die Mitarbeiter/-innen
6. Arbeitsgebiete der Mitarbeiter/-innen
   - 6.1. Selbstversorgung/Wohnen
   - 6.2. Tagesgestaltung/Kontakte
   - 6.3. Beschäftigung, Arbeit, Ausbildung und berufliche Rehabilitation
   - 6.4. Koordination und Betreuungsplanung
   - 6.5. Krisenintervention
   - 6.6. Spezifische Aufgaben und Genesungsbegleitung
   - 6.7. Reflexion, Supervision, Fort- und Weiterbildung

Präambel

Die eigene Erfahrung mit seelischen Erschütterungen und deren Bewältigung und die Fähigkeit, diese zu reflektieren und strukturiert einzusetzen, um die Nutzer/-innen des Betreuten Wohnens bei der Wahrnehmung ihrer Rechte und in dem Prozess des Wiedererstarkens zu unterstützen, qualifizieren die/den Genesungsbegleiter/-in.

1. **Geltungsbereich**
   Diese Stellenbeschreibung gilt für alle Mitarbeiter/-innen der Initiative zur sozialen Rehabilitation e. V. in allen Bereichen des Betreuten Wohnens in der Funktion eines/einer Genesungsbegleiters/Genesungsbegleiterin.

2. **Grundsätze der Arbeitsorganisation im Betreuten Wohnen**
   Das Betreute Wohnen ist ein ambulantes Angebot für psychisch erkrankte und behinderte Menschen, deren Teilnahme am gesellschaftlichen Leben ohne entsprechendes Hilfsangebot nicht ausreichend gewährleistet ist (§ 53 SGB XII).
   Bei den von der Initiative zur sozialen Rehabilitation e. V. erbrachten Leistungen gehen wir von einer nutzer-/nutzerinnenorientierten, regionalen, lebensfeldbezogenen Versorgung aus, um damit den Prozess der individuellen Emanzipation zu fördern.
   Es ist das Selbstverständnis der Initiative zur sozialen Rehabilitation e. V., die Betreuungsarbeit in multiprofessionellen Teams zu organisieren.
   Genesungsbegleiter/-innen sind einem Team zugeordnet. Der Einsatz der Genesungsbegleiter/-innen wird durch das Team definiert und angeleitet.

3. **Der zu betreuende Personenkreis (§ 53 SGB XII)**
   Bei den Nutzer/-innen handelt es sich um Menschen mit psychischen Erkrankungen gemäß ICD-10 Diagnoseschlüssel der Weltgesundheitsorganisation (WHO).
   Der Arbeitsansatz der Initiative zur sozialen Rehabilitation e. V. geht von einer multifaktoriell bedingten Genese psychischer Erkrankungen aus. Demzufolge halten wir die Integration der verschiedenen Fachdisziplinen im sozialpsychiatrischen Hilfesystem für eine wesentliche Grundlage der Leistungserbringung. Dabei orientieren wir uns an den individuellen Fähigkeiten und Hilfebedarfen der Nutzer/-innen.
   Nach dem Grundsatz der Versorgungsverpflichtung geht es uns darum, nach gemeinsamer Hilfeplanung mit den beteiligten Diensten, auch Menschen mit gravierenden Fähigkeitsstörungen und Beeinträchtigungen Unterstützung zu bieten.
   Zum Personenkreis zählen erwachsene Menschen, die nach § 53 SGB XII wesentlich seelisch behindert sind. Dazu gehören insbesondere:

- Menschen mit einer psychischen Erkrankung
- Menschen mit einer Abhängigkeit von Alkohol oder Medikamenten
- Menschen mit einer Drogenabhängigkeit
- Menschen mit einer geistigen Behinderung

4. Einsatzorte

Die Einsatzorte der Genesungsbegleiter/-innen werden durch das Betreuungsteam definiert. Sie orientieren sich zudem an den individuellen Erfordernissen der Nutzer/-innen. Einsatzorte können neben dem Wohnraum der Nutzer/-innen sein:

- Die zuständigen Behörden und Institutionen
- Schulen, Ausbildungs- und Arbeitsplätze sowie Beschäftigungs- und Freizeitangebote
- Die Büros der zuständigen Rechtsvertreter/-innen
- Praxen von niedergelassenen Ärzten/Ärztinnen aller Fachrichtungen
- Die psychiatrischen Behandlungszentren
- Die Angebote des Drogenhilfesystems
- Die Angebote der Gesellschaften der Initiative zur sozialen Rehabilitation e.V.

5. Anforderungen an die Mitarbeiter/-innen

Erwartet werden von jedem/jeder Genesungsbegleiter/-in folgendes Wissen und folgende Fähigkeiten:

- Die eigene Erfahrung reflektieren und mit anderen austauschen zu können
- Die Erfahrungen anderer Betroffener zu kennen und daraus übergeordnetes, gemeinsames Wissen ableiten zu können
- Die Fähigkeit, das eigene Handeln im Team zu reflektieren und daraus gewonnene Erkenntnisse umzusetzen
- Aktives Zuhören und Kommunikationskompetenz
- Die Befähigung, verbindliche, von Empathie getragene Beziehungen einzugehen
- Ein Verständnis für und von psychischen Störungen und seelischen Erschütterungen
- Angemessene und transparente Grenzen in Beziehungen zu gewährleisten
- Praxiskompetenz zur Alltagsbegleitung

- Kenntnis über die Rechte und Pflichten der Nutzer/-innen
- Unterstützung von Empowerment und Wohlbefinden
- Verbindungen in der Gemeinde herstellen zu können
- Kontinuierlich an Team- und Fallsupervisionen sowie regelmäßig an Fortbildungen teilzunehmen
- Umsetzung und Beteiligung an der Weiterentwicklung des Qualitätsmanagementsystems

6. Arbeitsgebiete der Mitarbeiter/-innen

Die Aufgaben der Genesungsbegleiter/-innen ergeben sich aus den im Folgenden aufgeführten Arbeitsbereichen. Die Leistungen sind in Form von Unterstützung, Begleitung, Anleitung und Beratung zu erbringen. Ausgehend von der Nutzer-/Nutzerinnenorientierung der Angebote kann es sich sowohl um anleitende als auch um kompensatorische Leistungen handeln.

6. 1. Selbstversorgung/Wohnen

Die Leistungen dieses Arbeitsgebietes bieten Unterstützung in folgenden Bereichen:

- Ernährung und Lebensmittelversorgung
- Körperpflege und Bekleidungsfragen
- Umgang mit Geld
- Gestaltung, Säuberung und Instandhaltung des Wohnraumes
- Mobilität und körperliche Aktivitäten
- Aufnahme sozialer Beziehungen (Mitbewohner/-innen, Nachbarn/Nachbarinnen, Einkaufsmöglichkeiten)
- Tag-/Nachtrhythmus, Wochenrhythmus
- Inanspruchnahme psychiatrischer und anderer medizinischer und sozialer Hilfen
- Aufbau von Kompetenzen zum Umgang mit der Erkrankung
- Inanspruchnahme behördlicher und anderer Dienstleistungen

6. 2. Tagesgestaltung/Kontakte

Das Angebot dieses Arbeitsbereiches umfasst folgende Leistungen:

- Beratung und Unterstützung bei der Gestaltung des Tagesablaufs
- Unterstützung bei der Gestaltung nahestehender sozialer Beziehungen
- Anregung und Unterstützung im Bereich von Kontaktfindung und Geselligkeit

- Teilnahme an Kultur-, Bildungs- und anderen Veranstaltungen
- Tagesstrukturierende Einzel- und Gruppenangebote

6. 3. Beschäftigung, Arbeit, Ausbildung und berufliche Rehabilitation

Zu diesem Arbeitsbereich gehören folgende Tätigkeiten:

- Ermittlung der arbeitsbezogenen Ressourcen und Rehabilitationsbedarfe
- Unterstützung bei der Wahl und Aufnahme einer Beschäftigung/Arbeit/Ausbildung
- Mitarbeit bei der Bereitstellung von niedrigschwelligen Beschäftigungsmöglichkeiten
- Förderung und Stabilisierung der Motivation zur Aufrechterhaltung eines Ausbildungs- bzw. Arbeitsverhältnisses

6. 4. Koordination und Behandlungsplanung

Tätigkeiten zur Koordination und Behandlungsplanung beziehen sich auf die bei der Planung und Durchführung des Betreuten Wohnens notwendige fachliche Abstimmung mit am Behandlungs- und Rehabilitationsprozess beteiligten Leistungserbringern/Leistungserbringerinnen und Institutionen.

Die folgenden Tätigkeiten werden in Absprache beziehungsweise gemeinsam mit einer pädagogischen Fachkraft erbracht:

- Beteiligung am Gesamtplanverfahren, in gemeinsamer Verantwortung mit dem/der Nutzer/-in, gegebenenfalls seinem/ihrer Betreuer/-in nach dem Betreuungsgesetz, weiteren Bezugspersonen und den für die Stellungnahme zum Gesamtplan verantwortlichen Fachdiensten
- Abstimmung der Hilfen im Betreuten Wohnen mit den beteiligten Diensten und Einrichtungen sowie niedergelassenen Ärzten/Ärztinnen
- Dokumentation des Betreuungsverlaufs
- Kooperation mit regionalen und überregionalen Gremien
- Teilnahme an Fallkonferenzen

6. 5. Krisenintervention

Genesungsbegleiter/-innen leisten in Abstimmung mit einer pädagogischen Fachkraft Krisenintervention, dazu gehört:

- Erhöhte Erreichbarkeit
- Einsätze über die üblichen Dienstzeiten hinaus

- Einbeziehen und enge Kooperation mit anderen Diensten
- Berücksichtigung und Stützung des Umfeldes (Mitbewohner/-innen, Angehörige, Nachbarn/Nachbarinnen)

6. 6. Spezifische Aufgaben und Genesungsbegleitung

Die Fähigkeit, eigene Erfahrungen zu reflektieren und mit anderen austauschen zu können, soll in die Betreuungsarbeit in folgende Bereiche einfließen:

- Unterstützung bei der Integration in soziale und kulturelle Zusammenhänge
- Information der Nutzer/-innen über psychosoziale Angebote
- Erarbeitung genesungsfördernder Haltungen und Praktiken mit den Klienten/Klientinnen
- Entwicklung von Genesungs-, Krisen- und Frühwarnplänen
- Entwicklung neuer Coping-Strategien mit den Nutzern/Nutzerinnen
- Fürsprache für die Nutzer/-innen zur Durchsetzung ihrer Rechte
- Übersetzer/-in und Vermittler/-in für die Nutzer/-innen

6. 7. Reflexion, Supervision, Fort- und Weiterbildung

Die Sicherung und Weiterentwicklung eines hohen Qualitätsstandards der Leistungen im Betreuten Wohnen erfordert die regelmäßige Reflexion der Arbeit. Dazu dienen:

- Die Teamsitzungen
- Der Austausch mit den beteiligten Diensten
- Die verbindliche Teilnahme an der Supervision
- Die regelmäßige Dokumentation des Betreuungsverlaufs

Die regelmäßige Fort- und Weiterbildung ist ein weiterer Baustein zur Wahrung eines hohen Qualitätsstandards in der Betreuungsarbeit. Sie gehört verbindlich zu den Aufgaben der Mitarbeiter/-innen.
Experten/Expertinnen aus Erfahrung können darüber hinaus in Gruppen von Mitarbeitern/Mitarbeiterinnen mit vergleichbarer Qualifikation ihre spezifischen Erfahrungen reflektieren.
Bremen, den 12.11.2008.

Stellenbeschreibung für Genesungsbegleiter auf Krankenhausstationen

Arbeit auf einer Krankenhausstation

Stations- und Genesungsbegleiter/-innen am Klinikum Bremerhaven-Reinkenheide

1. Geltungsbereich
2. Grundsätze der Arbeitsorganisation
3. Einsatzort
4. Anforderungen an die Mitarbeiter/-innen
5. Arbeitsgebiete der Mitarbeiter/-innen
   5.1. Selbstversorgung/Wohnen
   5.2. Tagesgestaltung/Kontakte
   5.3. Spezielle Aufgaben und Genesungsbegleitung
6. Reflexion, Supervision, Fort- und Weiterbildung

Präambel

Die eigene Erfahrung mit seelischen Erschütterungen und deren Bewältigung und die Fähigkeit, diese zu reflektieren und strukturiert einzusetzen, um die Menschen in einer Krise in der Klinik für Psychiatrie und Psychotherapie in dem Prozess des Wiedererstarkens zu begleiten und zu unterstützen, qualifizieren den/die Stations- und Genesungsbegleiter/-in in der Gesundheitsversorgung.
Diese Ressourcen und Fähigkeiten unterstützen und verbessern die Qualität und Effizienz der psychiatrischen Behandlung.

1. Geltungsbereich
Diese Stellenbeschreibung gilt für alle Mitarbeiter/-innen in der Klinik für Psychiatrie und Psychotherapie Bremerhaven-Reinkenheide in der Funktion eines/einer Stations- und Genesungsbegleiters/-begleiterin.

2. Grundsätze der Arbeitsorganisation
Bei den von der Klinik für Psychiatrie und Psychotherapie erbrachten Leistungen gehen wir von einer nutzer-/nutzerinnenorientierten, regionalen, lebensfeldbezogenen Begleitung aus, um damit den Prozess der individuellen Emanzipation und Reintegration zu unterstützen und zu fördern.

3. **Einsatzort**

Der Einsatzort der Stations- und Genesungsbegleiter/-innen ist die jeweilige Station.

4. **Anforderungen an die Mitarbeiter/-innen**

Erwartet werden von den Stations- und Genesungsbegleitern/Genesungsbegleiterinnen folgendes Wissen und folgende Fähigkeiten:

- Die eigenen Erfahrungen reflektieren und sich mit anderen darüber austauschen zu können
- Die Erfahrungen anderer Betroffener zu kennen und daraus übergeordnetes, gemeinsames Wissen ableiten zu können
- Die Fähigkeit, das eigene Handeln im Team reflektieren und daraus gewonnene Erkenntnisse umsetzen zu können
- Aktives Zuhören und Kommunikationskompetenz
- Die Befähigung, verbindliche von Empathie getragene Beziehungen eingehen zu können
- Ein Verständnis für und von psychischen Störungen und seelischen Erschütterungen
- Angemessene und transparente Grenzen in Beziehungen gewährleisten zu können
- Praxiskompetenz zur Alltagsbegleitung
- Unterstützung bei Empowerment und der Herstellung von Wohlbefinden
- Die Bereitschaft zur kontinuierlichen Teilnahme an Team- und Fallsupervisionen sowie an regelmäßigen Fortbildungen
- Die Fähigkeit und Bereitschaft zur Teilnahme an der Umsetzung und Begleitung der Weiterentwicklung des Qualitätsmanagementsystems

5. **Aufgabenbereiche**

5.1. Selbstversorgung/Wohnen

Die Leistungen dieses Arbeitsgebietes bieten Unterstützung in folgenden Bereichen:

- Milieugestaltung (z.B. gemeinsames Essen, Unterstützung bei Alltagsaufgaben)
- Beratung bei der Körperpflege und Bekleidungsfragen
- Gestaltung, Säuberung und Instandhaltung des Zimmers und des häuslichen Bereichs

- Mobilität und körperliche Aktivitäten (z. B. Spaziergänge, Sportgruppe)
- Aufnahme sozialer Beziehungen (z. B. »Dasein«, gemeinsames Tun)

5. 2. Tagesgestaltung / Kontakte

Das Angebot dieses Arbeitsbereiches umfasst folgende Leistungen:

- Beratung und Unterstützung bei der Gestaltung des Tagesablaufes in der Klinik und zu Hause
- Beratung und Begleitung bei der Freizeitgestaltung in der Klinik und im häuslichen Umfeld
- Anregung und Unterstützung im Bereich von Kontaktfindung und Geselligkeit
- Teilnahme an Kultur-, Bildungs- und anderen Veranstaltungen
- Tagesstrukturierende Einzel- und Gruppenangebote

5. 3. Spezielle Aufgaben und Genesungsbegleitung

Die Fähigkeit, eigene Erfahrungen zu reflektieren und mit anderen austauschen zu können, soll in die Begleitungsarbeit in folgende Bereiche einfließen:

- Teilnahme oder Co-Moderation in Gruppen (z. B. Suchtgruppe, Depressionsgruppe, Stationsgruppe)
- Eigenverantwortliche Moderation (Co-Moderation anderer Berufsgruppen) der Recoverygruppe
- Fortbildung der Mitarbeiter/-innen in der Psychiatrie in Recovery (ein- bis zweimal im Jahr)
- Unterstützung bei der Integration in soziale und kulturelle Zusammenhänge (z. B. Begleitung in das Wohnumfeld)
- Information der Patienten/Patientinnen über psychosoziale Angebote
- Mitarbeit bei genesungsfördernden Haltungen und Praktiken
- Mitarbeit bei der Entwicklung wirksamer Coping-Strategien für den/die Patienten/Patientin
- Fürsprache für die Patienten/Patientinnen zur Durchsetzung ihrer Rechte
- Übersetzer/-in und Vermittler/-in für die Patienten/Patientinnen (z. B. Beantwortung von Fragen zu Krankheitsbildern)
- Übersetzer/-in und Vermittler/-in für die Patienten/Patientinnen und Teammitarbeiter/-innen

- Leitung eines niedrigschwelligen Gruppenangebotes (z. B. Fotogruppe)
- Gemeinsame Projekte mit dem/der Ergotherapeuten/Ergotherapeutin im Rahmen der Milieugestaltung

6. **Reflexion, Supervision, Fort- und Weiterbildung**
   Die Sicherung und Weiterentwicklung eines hohen Qualitätsstandards der Leistungen in der Klinik Psychiatrie und Psychotherapie erfordert die regelmäßige Reflexion der Arbeit. Dazu dienen:
   - Mitarbeiterentwicklungsgespräche
   - Die Teamsitzungen
   - Der Austausch mit den beteiligten Berufsgruppen und den Bezugspersonen
   - Die verbindliche Teilnahme an der Supervision
   - Die regelmäßige Fort- und Weiterbildung
   - Spezielle Schulung (EX-IN-Ausbildung)

   Die Stations- und Genesungsbegleiter/-innen bekommen darüber hinaus einmal in der Woche ein gemeinsames Gespräch mit speziell geschulten Kollegen/Kolleginnen (Psychologen/Psychologinnen und Pflegedienstleitung mit EX-IN-Trainerausbildung) aus der Klinik Psychiatrie und Psychotherapie.
   Bremerhaven, den 14.02.2012.
   Angelika Lacroix

Beispiel Einarbeitungsleitfaden

Einarbeitungsleitfaden für Stations- und Genesungsbegleiter/-innen am Klinikum Bremerhaven-Reinkenheide gGmbH

Ziel und Zweck der Einarbeitungszeit für Stations- und Genesungsbegleiter/-innen: Der/die Genesungsbegleiter/-in soll »ankommen« und die Umgebung kennenlernen. Der/die neue Mitarbeiter/-in stellt sich in der nächsten Zentrumskonferenz vor.

1. und 2. Woche

Der/die neue Mitarbeiter/-in hospitiert in Begleitung eines/einer Genesungsbegleiters/Genesungsbegleiterin, in den ersten zwei (oder drei) Wochen auf allen Stationen, macht sich mit den stationsübergreifenden Angeboten vertraut und lernt die jeweiligen Besonderheiten, Milieus und Kollegen/Kolleginnen kennen. Danach lernt der/die neue Mitarbeiter/-in erst seine/ihre unmittelbaren Kollegen/Kolleginnen kennen.

3. und 4. Woche

Ziel: Nur beobachten, Eindrücke sammeln, Stimmung wahrnehmen, Rollenwechsel nachspüren, sich einbringen – das eigene Expertentum nicht zu sehr in den Mittelpunkt stellen.

Aufgaben:
- Kennenlernen des Umfeldes (Klinik, Station)
- Mahlzeiten mit vorbereiten und daran teilnehmen
- Allgemeine Gespräche mit den Patienten/Patientinnen suchen
- Gesellschaftsspiele
- Teilnahme an Morgenrunden und an den Übergabebesprechungen

Berichten:
- Eindrücke von Patienten/Patientinnen
- Feedback ans Team

Noch keine Teilnahme an:
- Behandlungskonferenzen (es sei denn, der/die Patient/-in wünscht das)
- Visiten
- Allgemeine Supervision

Supervision/Coaching durch:
- Stationsleitungen (nach Absprache)
- Pflegedienstleitung (nach Absprache)
- wöchentlich ca. eine Stunde Reflexion in der festen Gruppe von Genesungsbegleitern/Genesungsbegleiterinnen, der Pflegedienstleitung und dem/der zugeordneten Psychologen/Psychologin

5. und 6. Woche

Ziel: Sich ausprobieren, als »Experte/Expertin aus Erfahrung« eigene Angebote für Patienten/Patientinnen machen, sich einbringen.

Aufgaben:
- s. o.
- Begleitung nach außen, Spaziergänge mit Patienten/Patientinnen
- Eigenes Angebot im Bereich Alltagsbewältigung entwickeln – eventuell mithilfe eines/einer anderen Genesungsbegleiters/Genesungsbegleiterin

Berichten:
- Eindrücke von Patienten/Patientinnen
- Feedback ans Team in den Übergabebesprechungen

Supervision/Coaching durch:
- Stationsleitungen (nach Absprache)
- Pflegedienstleitung (nach Absprache)
- wöchentlich ca. eine Stunde Reflexion in der festen Gruppe von Genesungsbegleitern/Genesungsbegleiterinnen, der Pflegedienstleitung und dem/der zugeordneten Psychologen/Psychologin
- Jede/-r Genesungsbegleiter/-in hat ein Erst- und ein Abschlussgespräch in der Einarbeitungszeit mit der Pflegedienstleitung
- Jede/-r Genesungsbegleiter/-in hat in der Einarbeitungszeit eine/-n Genesungsbegleiter/-in »zur Seite«
- Jede/-r Genesungsbegleiter/-in kann in besonderen Situationen (z. B. Gewalt, Probleme mit Kollegen/Kolleginnen und Patienten/Patientinnen) mit der Pflegedienstleitung nach Absprache zeitnah ein klärendes Gespräch führen
- Jede/-r Genesungsbegleiter/-in erhält zeitnah einen Einführungstag für das gesamte Klinikum

In dem gemeinsamen Abschlussgespräch nach der Probezeit (Pflegedienstleitung, ein/-e Genesungsbegleiter/-in, Stationsleitung) wird der Verlauf der Einarbeitungszeit besprochen, festgestellt und bewertet, danach werden die weiteren Schritte besprochen.
Ziel ist die Umsetzung der Stellenbeschreibung »Stations- und Genesungsbegleiter/-in«.

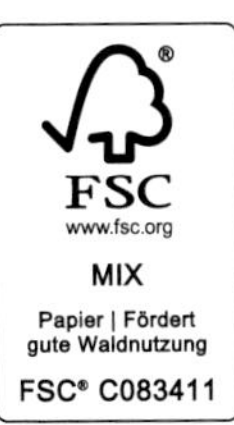

Zeitfracht Medien GmbH
Ferdinand-Jühlke-Straße 7
99095 Erfurt, Deutschland
produktsicherheit@kolibri360.de